《人体解剖结构之美》编撰委员会

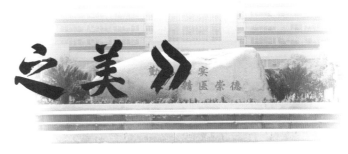

- **主任委员**

  蒋丽华　方义湖

- **副主任委员**

  周争道

- **委　员**

  宁国强　赵　宏　李永春　蒋　竞　万清峰　肖文烨

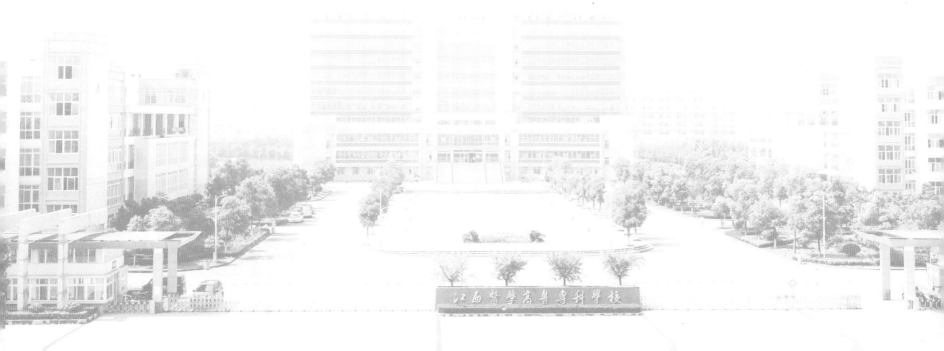

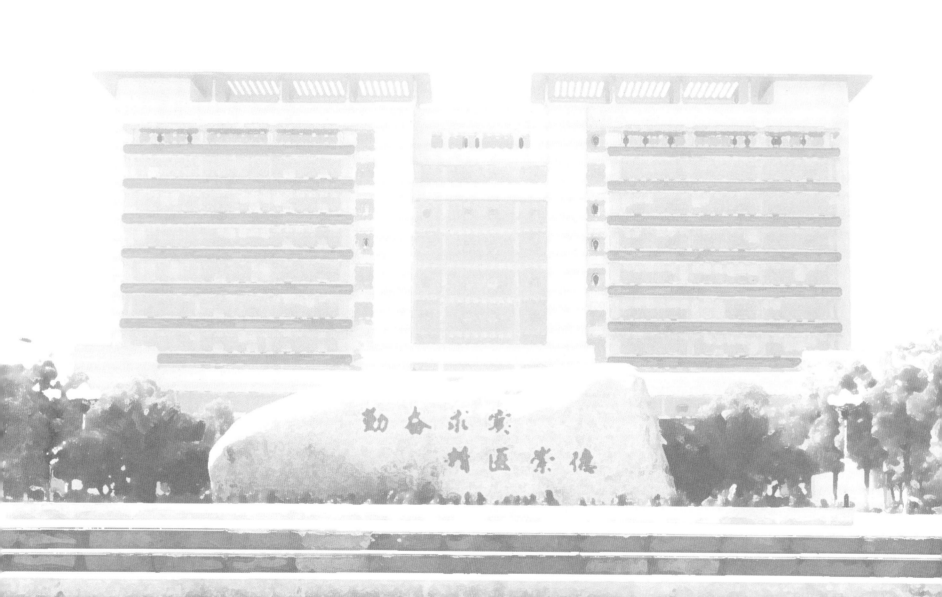

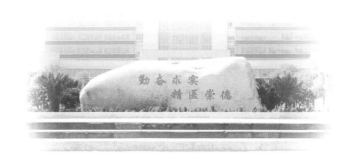

- ● **主　编**

  方义湖

- ● **副主编**

  周争道　宁国强　赵　宏　李永春　蒋　竞

- ● **编　委**

  万清峰　徐杨超　吴　坚　范淑玲　宋晓东

  史文浩　邱　江　肖文烨　陈俊群　赵玉芳

  郭莹叶　邹　磊　张可丽　高　续

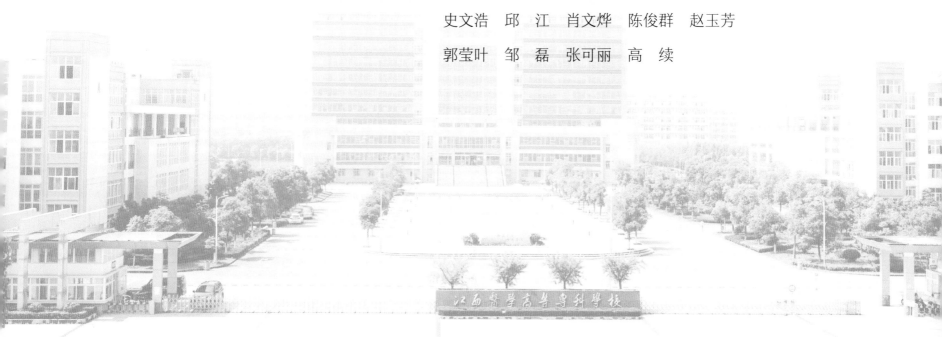

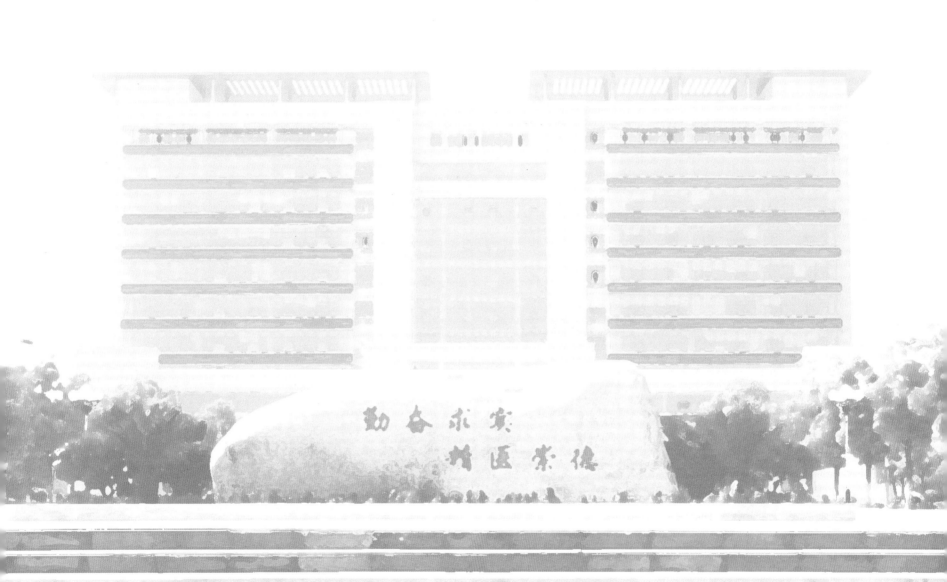

序言

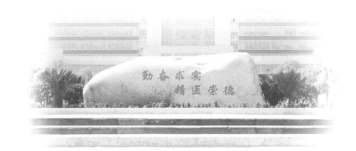

　　解剖学是重要的医学基础学科，只有学好解剖学才能了解和认识人体的形态结构，并为学习其他医学学科打好基础。人体是一个结构非常复杂的有机体，每一个器官的形态和结构不同，器官之间的位置关系也不同，而且解剖学名词有数万个，学生普遍反映难懂、难记。记得我上大学时能有一本彩色解剖图谱如获至宝，看到老教授在黑板上边讲边画，我也在笔记本上模仿着画，尽管画得不是很完美，但毕竟是自己亲手画的，至今仍然记忆犹新。所以一幅好图片的教学效果往往要胜过很多文字的描述。

　　近年来，随着多媒体技术、数字化技术的应用，教学手段变得丰富多彩，对内容的呈现更直观，给解剖学教学确实带来了很大的便利。但从学生学的角度而言，还是没有完全摆脱被动接受的状况。而医学生通过绘图学习人体解剖学的方式能够提升学习兴趣，加深对内容的理解和记忆，是一种主动学习的好方法。同时，通过绘画对培养学生的美育能力和全面发展也大有帮助。

　　对于解剖学老师而言，再好的新技术手段都不能完全代替良好的板书和经过加工提炼绘制的简图，这些更容易被学生接受。因此，绘一手好图也是解剖学老师的一项基本功。课堂上老师边讲边画、声图并茂不仅能够提高学生的注意力和学习兴趣，而且能加深对知识的理解和记忆。

　　中国解剖学会自 2018 年起，每年举办一届"全国医学生解剖绘图大赛"，目前参与的院校已有 300 多所，深受广大教师和学生的欢迎。

　　江西医学高等专科学校的领导多年来非常重视在学生中组织这项活动，积累了丰富的经验，学生的解剖绘图能力和创作水平也很高。这样既提升了学生的学习兴趣和自我学习的能力，又促进了教师的专业化发展和教学能力的提高。该校将多年来学生所绘的获奖优秀作品汇编成册出版，值得其他院校借鉴。为此贺之，序之。

隋鸿锦

中国解剖学会副理事长
中国解剖学会科普工作委员会主任委员
大连医科大学解剖教研室主任
2021 年 5 月于大连

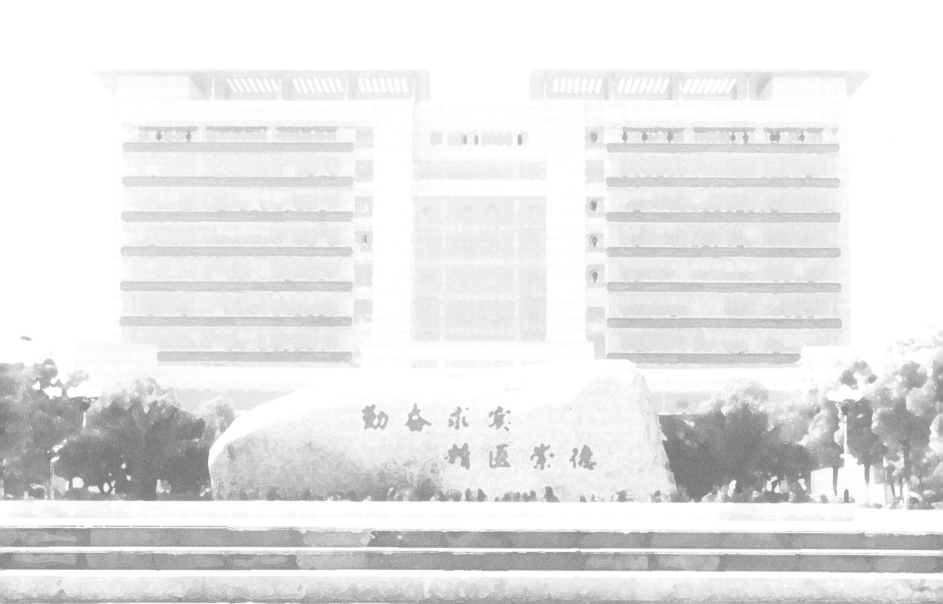

前言

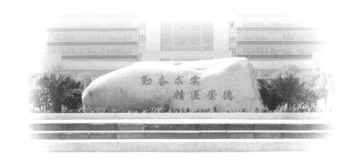

　　没有解剖学就没有医学，人体解剖学是医学教育中重要的一门基础形态学科，是所有医学生必修的一门重要的医学基础课。解剖绘图在解剖学学科自身发展，以及教研、科普等方面一直发挥着重要作用。结构图解是解剖学知识体系的重要载体，早在16世纪，达·芬奇和米开朗基罗等艺术家就根据尸体解剖绘制了大量人体解剖草图，极大地推动了早期解剖学的进步。近年来，多媒体技术、数字化技术、虚拟现实技术等在解剖学中的应用，为老师的教学和学生的学习带来了极大的便利，但解剖绘图这种传统的"教与学"的方法，仍有其独特与不可替代的作用。

　　解剖学名词术语众多，内容相对枯燥，学生难记易忘，学习难度较大。解剖绘图能够精准描述人体器官的形态、构造、位置和相互关系等，让细节和知识点在学生脑海中与图谱形成映射关系。通过解剖绘图，不仅能激发学生学习的热情，提高学习的兴趣，锻炼他们细致观察、缜密思考和精准表达的能力，而且还能为后续医学课程的学习和临床应用打下坚实的基础。

　　为进一步发扬解剖绘图在教学中的促进作用，从2018年起，我校每年都会举办一届解剖绘图大赛，至今已成功举办四届。解剖学绘图大赛以竞赛的形式将解剖学学习与大学生多种能力培养相结合，极大地丰富了学生的大学校园生活。富含人体解剖学知识的绘图创作，大大推进了大学生从被动学习向自主学习模式的转变，也有效启发了学生们的创新思维。赛事深得广大老师和学生的喜爱，四年来，参赛作品累计千余幅，其中部分优秀学生作品在全国举办的各项医学生解剖绘图比赛中也斩获颇丰。

　　本书从千余幅作品中，遴选了部分优秀学生绘图作品供广大读者鉴赏。由于编者水平有限，书中难免出现缺点和不足，衷心希望广大解剖学专家、医学同道和读者们提出宝贵意见，以便为以后的修订和再版提供依据。

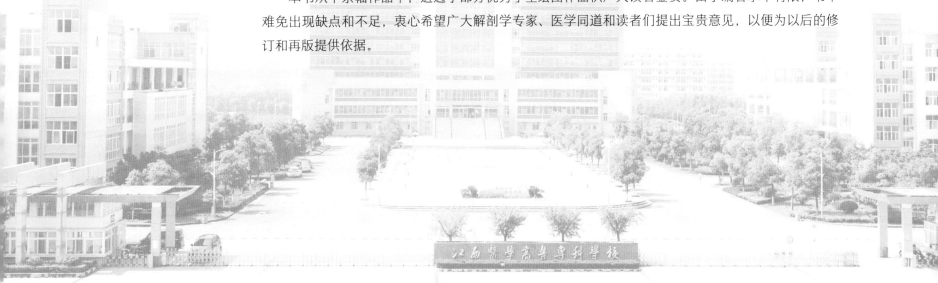

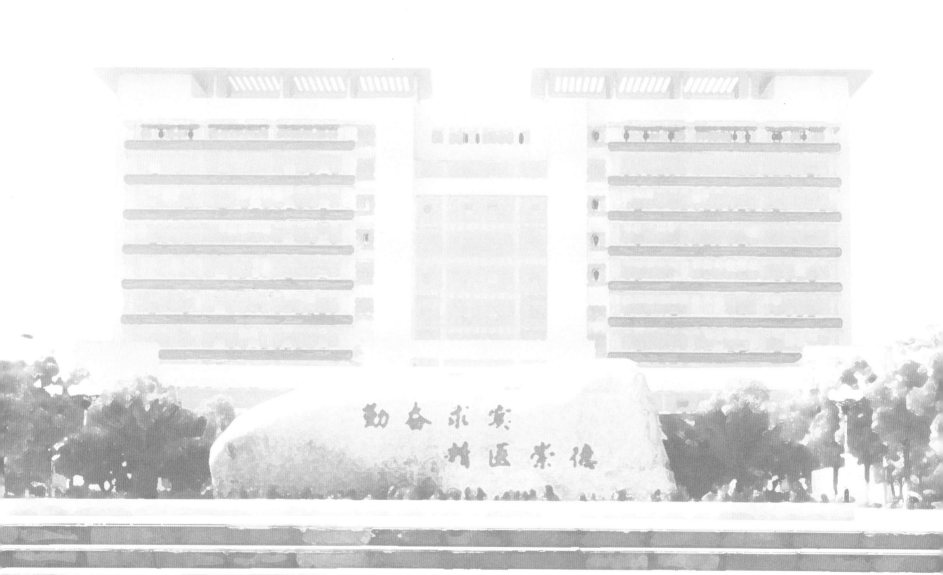

目录

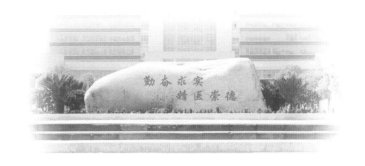

壹 运动系统

贰 消化系统

叁 呼吸系统

肆 泌 尿 系 统

伍 生 殖 系 统

陆 循 环 系 统

柒 感 觉 器 官

捌　神　经　系　统

玖　整　　体

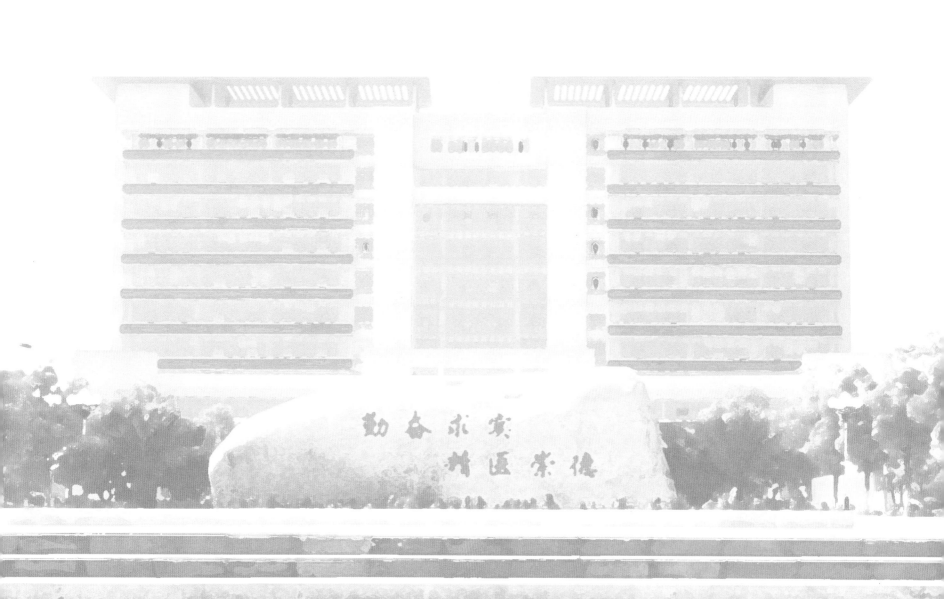

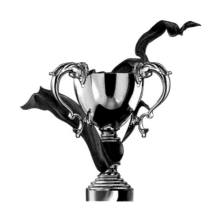

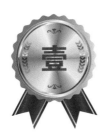

运动系统

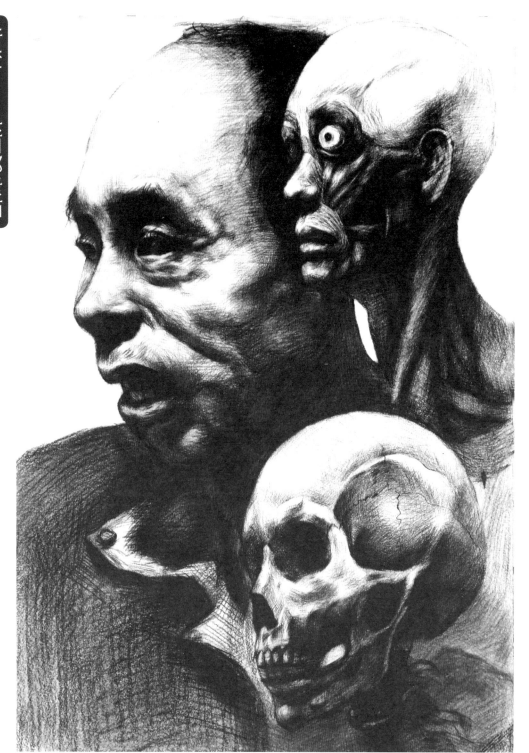

衍变——头面部素描

作者姓名：王梦茹

院　　系：药学院

班　　级：2019 级中药学班

指导教师：范淑玲

获　　奖：中国解剖学会科普工
作委员会 2020 年"日
升恒隆杯"第三届全
国医学生解剖绘图大
赛 一等奖

作品介绍：

　　头部是人体重要的组成部分，最外层为皮肤，深层有头肌附着于颅骨，通过其收缩与舒张，使人呈现不同的面部表情。颅骨还具备支持颅的形态、保护颅内器官等重要作用。本作品通过素描，绘出头面部皮肤、头肌与颅骨侧面观，层次清晰，运用三位一体的表达方式，使人物形象栩栩如生。相对于其他复杂的工艺，素描是最易在医学生中推广的绘画技巧，可帮助学生理解人体结构，提高学习解剖学的兴趣。本作品的获奖也彰显了绘图大赛的深远意义。

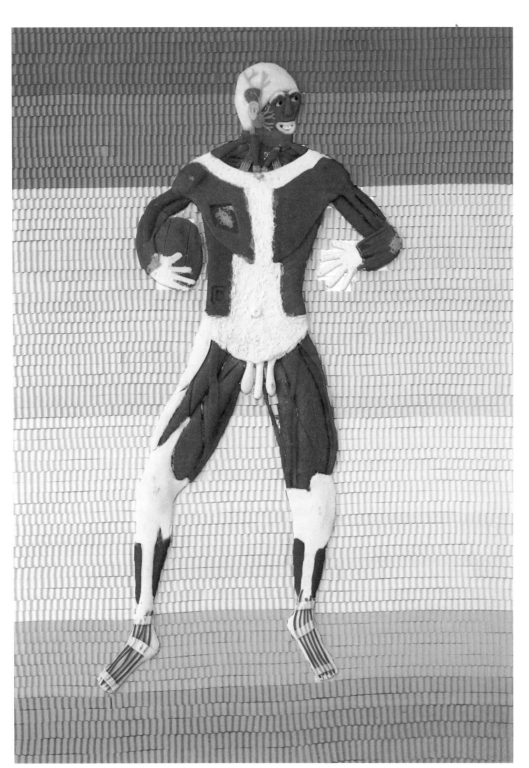

作者姓名：汪　艳

院　　系：医学技术学院

班　　级：2019 级医学美容技术班

指导教师：徐杨超

获　　奖：2020 年中国解剖学会"国希
　　　　　望杯"第二届解剖绘图大赛
　　　　　二等奖

作品介绍：

　　面塑，俗称面花、捏面，是源于山东、山西、北京的中国民间传统艺术之一。面塑以面粉为主料，调配成不同色彩，用手和简单的工具，可塑造出各种栩栩如生的形象。

　　本作品用面塑的形式，展现了运动中肌肉的力量之美。

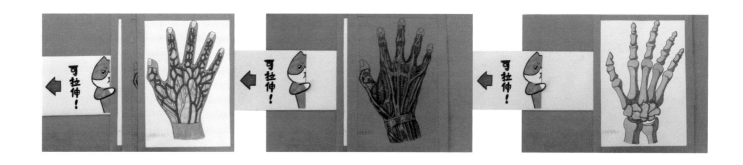

作者姓名：周美芳

院　　系：药学院

班　　级：2019 级药学 2 班

指导教师：宋晓东

获　　奖：2020 年中国解剖学会"国希望杯"第二届解剖绘图大赛 二等奖

作品介绍：

　　这幅画用最简单明了的绘图手法，绘制出三幅手部不同层次的解剖结构图，结合瀑布小机关黏合组成。拉动卡片牵引轴，瀑布卡片就会跟着翻折，可以更直观地从手的外部向内部层层深入，更有层次地展示手部解剖结构特点。这种形式不仅方便了医学生的学习，而且有趣的小机关还可吸引更多人的好奇，从而让更多的人了解医学、喜欢医学。

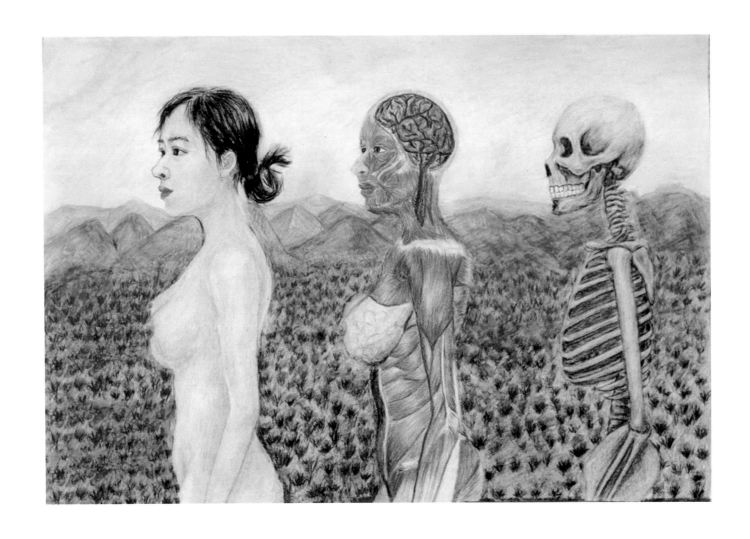

作者姓名：郭咪咪

院　　系：医学技术学院

班　　级：2018 级医学美容技术班

指导教师：徐杨超

获　　奖：2019 年中国解剖学会科普工作委员会"于泽杯"解剖绘图大赛 优秀奖

作品介绍：

　　本作品应用水溶性彩铅画材，表现女性上半身，从左到右依次为真人外形、肌肉结构、骨骼结构，再辅以丰富的薰衣草花园作为背景来衬托医学人体解剖的美，从而更立体地体现了人体解剖的丰富多样。

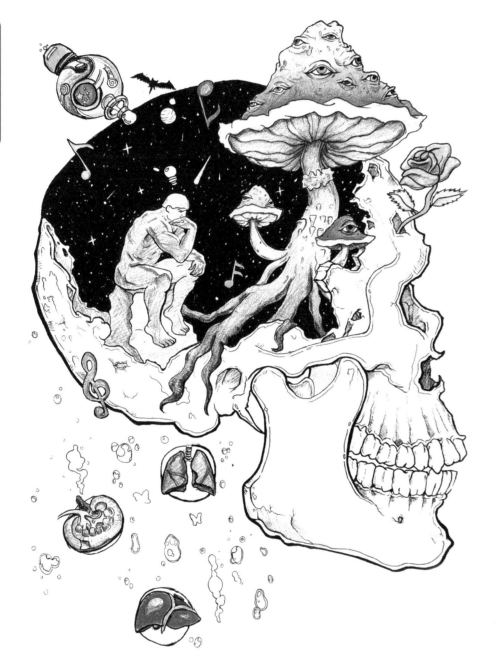

人体解剖结构之美

RENTI JIEPOU JIEGOU ZHI MEI

作者姓名：凌　翔

院　　系：基础医学院

班　　级：2019 级临床医学（病理方
　　　　　向）班

指导教师：邱　江

获　　奖：2020 年全国卫生职业教
　　　　　育解剖学专业研究会第二
　　　　　届"中博杯"解剖绘图比
　　　　　赛 二等奖

作品介绍：

　　画中人沉浸在医学的幻想之中，以人体器官结构为元素，将自身化为古雅典的思考者雕像，置身于医学的星空，放空思维于苍茫星海，无拘无束，自由驰骋。

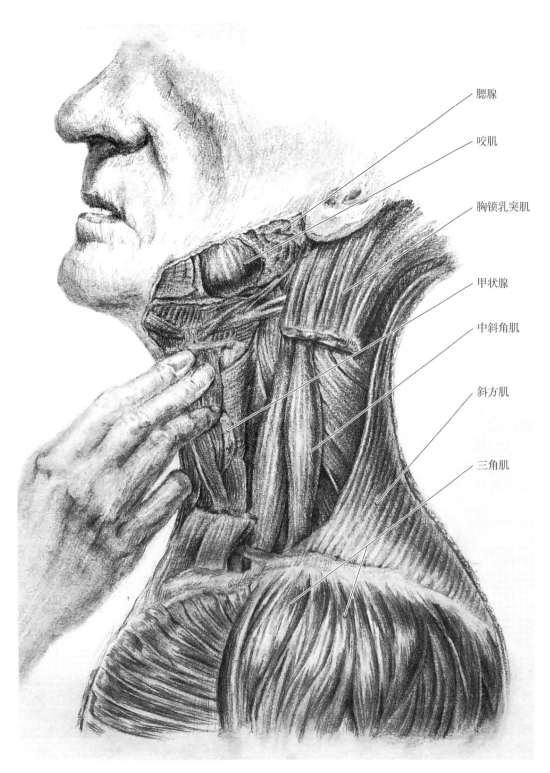

腮腺

咬肌

胸锁乳突肌

甲状腺

中斜角肌

斜方肌

三角肌

从颈部触诊看各肌群

作者姓名：艾兆琳

院　　系：临床医学院

班　　级：2016 级临床医学 1 班

指导教师：吴　坚

获　　奖：2018 年江西医学高等专科
学校第一届解剖学绘图大
赛 一等奖

作品介绍：

　　触诊是用医生手指或触觉来进行体格检查的方法，通过触、摸、按、压被检查部位，以了解体表及脏器的物理特征。它是帮助医生了解检查部位及脏器是否发生病变的基本手段，可为医生提供直观的第一手资料。

　　颈部肌群分为浅群肌和深群肌。浅群肌主要有胸锁乳突肌和舌骨上、下肌群。深群肌主要有前、中、后斜角肌，均起自颈椎横突，其中前、中斜角肌止于第 1 肋，并与第 1 肋围成三角形的间隙，称斜角肌间隙，锁骨下动脉和臂丛由此进入腋窝。

1. 舌骨下肌群　　2. 斜方肌　　3. 胸锁乳突肌　　4. 颈阔肌　　5. 三角肌前束
6. 三角肌中束　　7. 肱二头肌　　8. 肱三头肌　　9. 肱肌　　10. 前锯肌
11. 腹外斜肌　　12. 胸大肌　　13. 腹直肌　　14. 腱划　　15. 脐
16. 皮肤　　17. 背阔肌

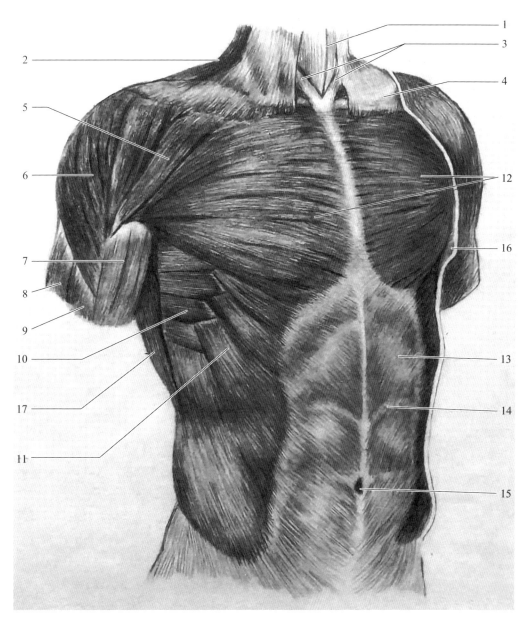

作者姓名：叶晨敏

院　系：医学影像学院

班　级：2014 级高职影像技术 2 班

指导教师：邱　江

获　奖：2018 年江西医学高等专科学校第一届解剖学绘图大赛二等奖

作品介绍：

　　骨骼肌按部位又可分为头颈肌、躯干肌和四肢肌，其中，躯干肌包括背肌、胸肌、膈、腹肌和会阴肌。肌肉按形状可分为长肌、短肌、阔肌、轮匝肌四种。肌肉一般附着在邻近的两块以上骨面上，跨过一个或多个关节，收缩时牵动骨引起关节运动。人体的任何运动，即使是最简单的运动，都要有肌肉的配合才能完成。

人体解剖结构之美

RENTI JIEPOU JIEGOU ZHI MEI

内容提要

人体雕刻结构是重要的医学美学基础教材，与经典《人体雕刻学》对初学医学美术且有重要的基础作用。

本书精选了几百名医学专业本科学生创作的优秀作品、图例，均为绘制的人体雕刻与图谱，这些作品均为医学类专业参加国家级"雕刻结构图大赛"或者校级雕刻比赛的作品。作品以优选专业老师的指导及其未来从业者的就业与创业力。作品从解剖美学角度展示了人体器官的形态与结构，重着眼观察思考人的医学专业、美学角度以美。

本书可供高等医学院校师生阅览参考。

图书在版编目（CIP）数据

人体雕刻结构之美 / 万义湖主编. — 上海：上海
交通大学出版社，2021.9
ISBN 978-7-313-25147-3

Ⅰ.①人… Ⅱ.①万… Ⅲ.①人体雕刻学—图谱美术集
Ⅳ.①R322-05

中国版本图书馆CIP数据核字（2021）第133613号

人体雕刻结构之美

RENTI JIEPOU JIEGOU ZHI MEI

主　编　万义湖

出版发行：上海交通大学出版社　　　地　址：上海市番禺路951号
邮政编码：200030　　　　　　　　　电　话：021-64071208
印　制：上海锦佳印刷有限公司　　　经　销：全国新华书店
开　本：787mm × 1092mm　1/12　　　印　张：11
字　数：83千字
版　次：2021年9月第1版　　　　　　印　次：2021年9月第1次印刷
书　号：ISBN 978-7-313-25147-3
定　价：98.00元

版权所有　侵权必究

告读者：如发现本书有印装质量问题请与印刷厂质量科联系
联系电话：021-56401314

上海交通大学 出版社

SHANGHAI JIAO TONG UNIVERSITY PRESS

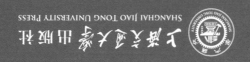

Human Anatomical Structure

The Beauties of

方文湖 主编

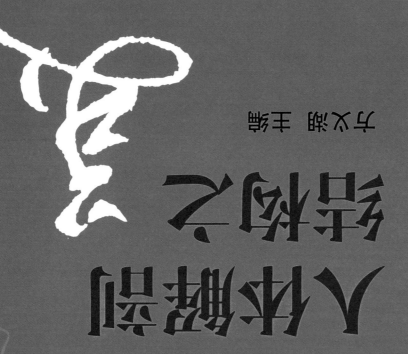

人体解剖

结构之美

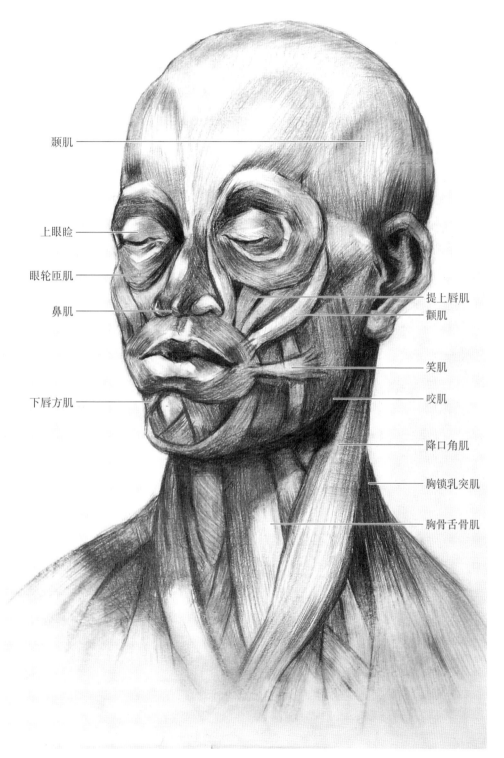

面部肌肉图

颞肌
上眼睑
眼轮匝肌
鼻肌
提上唇肌
颧肌
笑肌
咬肌
下唇方肌
降口角肌
胸锁乳突肌
胸骨舌骨肌

作者姓名：覃　慧

院　　系：药学院

班　　级：2017 级药学 2 班

指导教师：肖文烨

获　　奖：2018 年江西医学高等专科学校第一届解剖学绘图大赛 三等奖

作品介绍：

　　面部肌肉位置浅表，起自颅骨的不同部位，止于面部皮肤，主要分布于面部孔裂周围，如眼裂、口裂和鼻孔周围，面部肌肉可分为环形肌和辐射状肌两种，有闭合或开大上述孔裂的作用；同时牵动面部皮肤，显示喜怒哀乐各种表情。例如：眼轮匝肌位于眼裂周围，呈扁圆形，能使眼裂闭合；口周围肌位于口裂周围，包括辐射状肌和环形肌；辐射状肌分别位于口唇的上下方，能上提上唇、降下唇或拉口角向上、向下或向外运动。

壹

YUNDONG XITONG　运　动　系　统

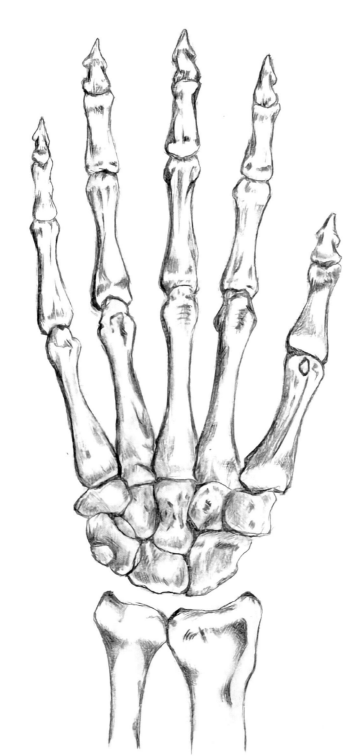

手骨（一）

人体解剖结构之美

RENTI JIEPOU JIEGOU ZHI MEI

作者姓名：喻晓玭

院　　系：医学技术学院

班　　级：2016 级医学美容技术班

指导教师：徐杨超

获　　奖：2018 年江西医学高等专科学校第一届解剖学
　　　　　绘图大赛 优秀奖

作品介绍：

　　人的手骨包括腕骨、掌骨、指骨。在 400 万年的进化中，人类的手逐渐演变成改变世界、创造美好事物的完美工具。本作品用白描的手法把手的美、和谐表现得淋漓尽致。

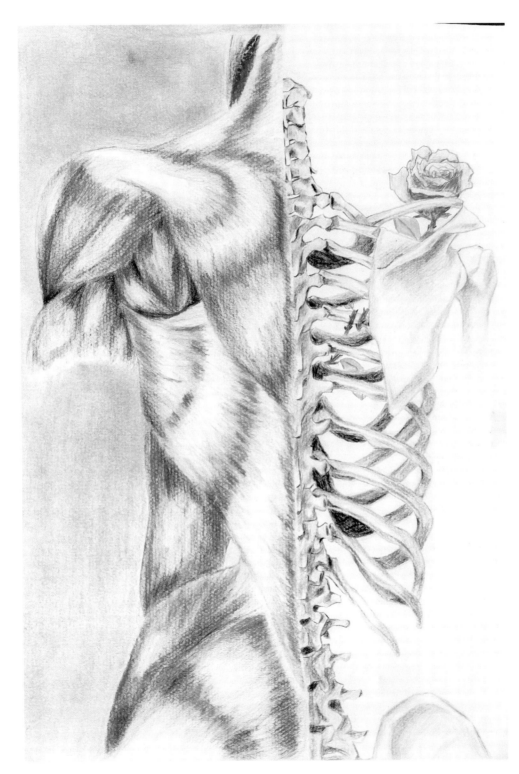

作者姓名：夏子乔

院　　系：医学影像学院

班　　级：2018 级临床医学（医学影像）2 班

指导教师：史文浩

获　　奖：2019 年江西医学高等专科学校
　　　　　第二届解剖学绘图大赛 一等奖

作品介绍：

　　本作品应用彩铅画材，主要描绘了人体背侧一半的肌肉和一半的骨骼。左侧背侧的肌肉是由红、橙、黑三种颜色涂画而成，生动地描绘出肌肉的层次感；右侧背侧的骨骼是由黄、棕、灰三种颜色涂画而成。全图底色一半为黑底一半为白底，体现了生与死的距离，告诉人们需注重身体的健康。此外，在右侧的肋骨上缠绕着一朵带刺的红蔷薇，在花的另一端连着心脏，这代表着"医为生，术泽世，妙手回春"。

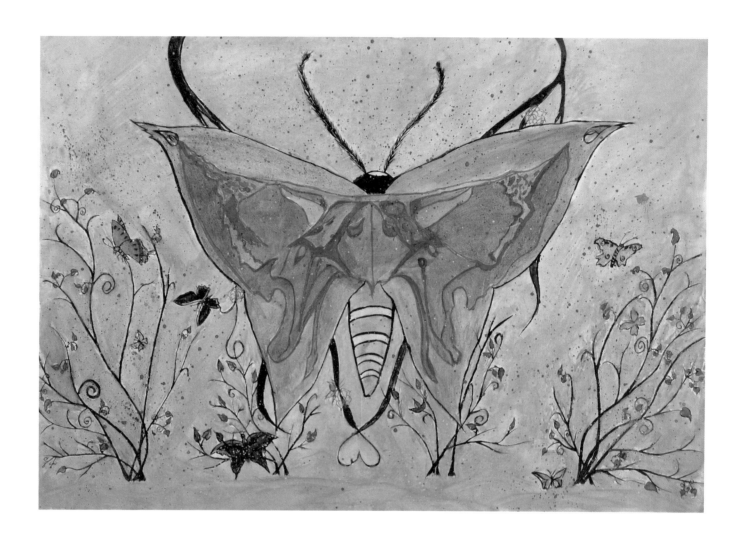

作者姓名：盛叶子

院　　系：药学院

班　　级：2018 级药学 1 班

指导教师：肖文烨

获　　奖：2019 年江西医学高等专科学校第二届解剖学绘图大赛 三等奖

作品介绍：

　　庄生梦蝶比喻梦中乐趣或是人生变化无常。作者将这幅画取名为《庄生梦蝶》，一是此画重点是描绘蝴蝶背后的蝶骨，二是想借此典故，感叹梦里明明有乐趣，醒后却觉空空无一物。

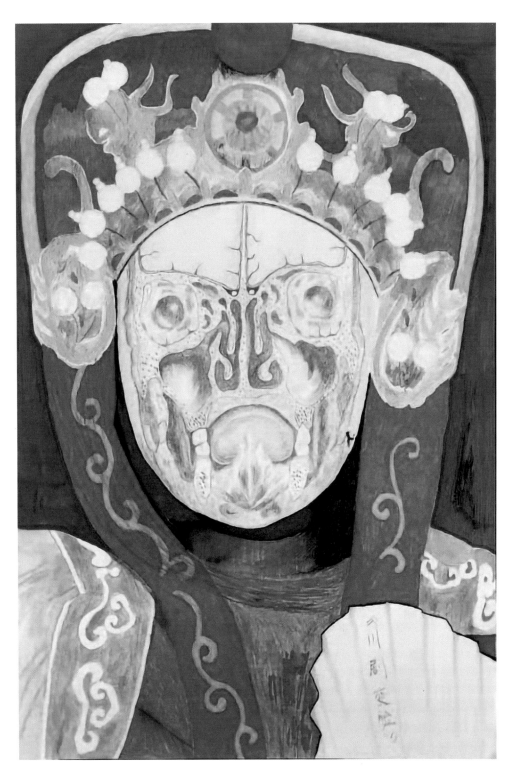

作者姓名：曾　俊

院　　系：基础医学院

班　　级：2018 级临床医学（病理方向）班

指导教师：宋晓东

获　　奖：2019 年江西医学高等专科学校
　　　　　第二届解剖学绘图大赛 优秀奖

作品介绍：

　　川剧是传统戏曲剧种之一，流行于四川省东中部、重庆市及贵州省、云南省部分地区。川剧脸谱，是川剧表演艺术中重要的组成部分，是历代川剧艺人共同创造并传承下来的艺术瑰宝。

　　川剧变脸是川剧表演的特技之一，用于揭示剧中人物的内心及思想感情的变化，即把不可见、不可感的抽象的情绪和心理状态变成可见、可感的具体形象——脸谱。

　　本作品结合川剧变脸生动地展示了头部冠状面的断层结构。

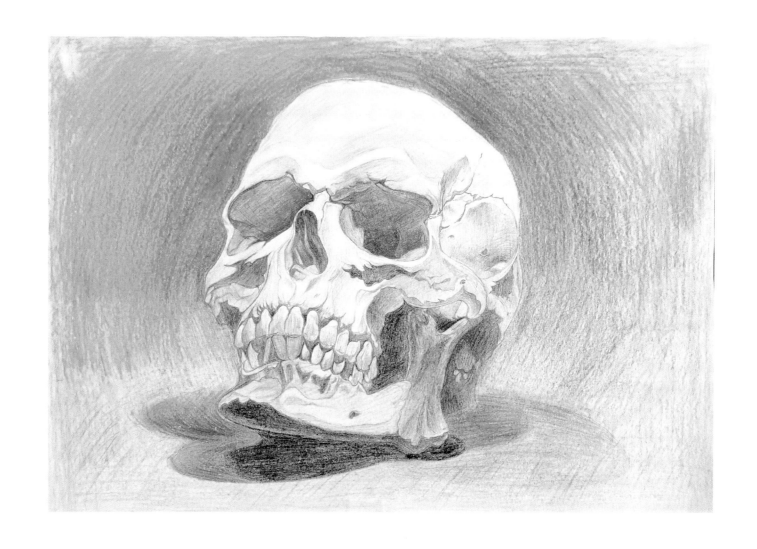

作者姓名：胡　馨

院　　系：临床医学院

班　　级：2018 级临床医学（全科医学）2 班

指导教师：邱　江

获　　奖：2019 年江西医学高等专科学校第二届解剖学绘图大赛 优秀奖

作品介绍：

　　颅骨由 23 块骨组成，能支持和保护脑等重要器官。除下颌骨和舌骨外，各骨之间都借缝或软骨相连。颅骨可分为脑颅和面颅，前者围成颅腔，后者构成眼眶、鼻腔和口腔的骨性支架。

　　本作品描绘了面颅骨的构成。"瑙"与"脑"同音，故名《蓝色多"瑙"河》。

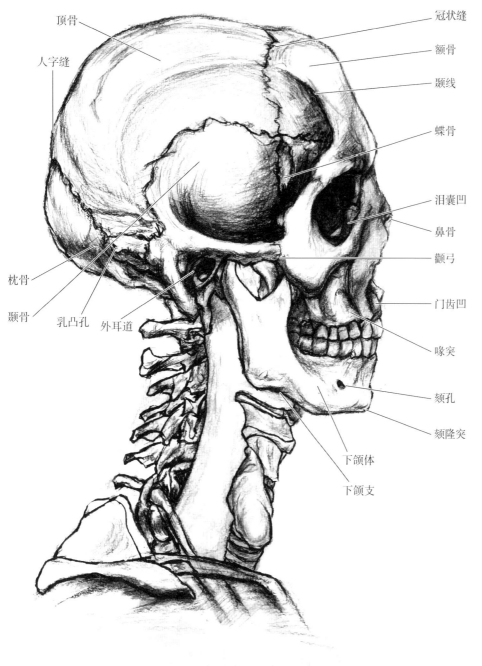

顶骨
人字缝
枕骨
颞骨
乳凸孔　外耳道

冠状缝
额骨
颞线
蝶骨
泪囊凹
鼻骨
颧弓
门齿凹
喙突
颏孔
颏隆突
下颌体
下颌支

作者姓名：占家盛

院　　系：临床医学院

班　　级：2018 级眼视光技术班

指导教师：张可丽

获　　奖：2019 年江西医学高等专科学校第二
　　　　　届解剖学绘图大赛 优秀奖

作品介绍：

　　颅骨位于脊柱上方，由 23 块形状和大小不同的扁骨和不规则骨组成（中耳的 3 对听小骨未计入）。脑洞大开、内容奇思妙想的脑组织，外借缝或软骨彼此牢固连结，起着保护和支持脑、感觉器官以及消化器和呼吸器的起始部分的作用。

观，『话颅』

情同手足

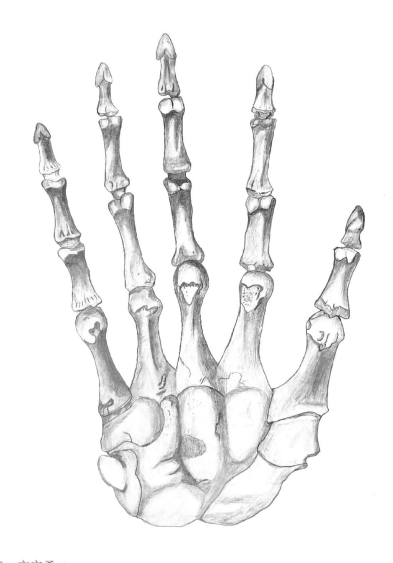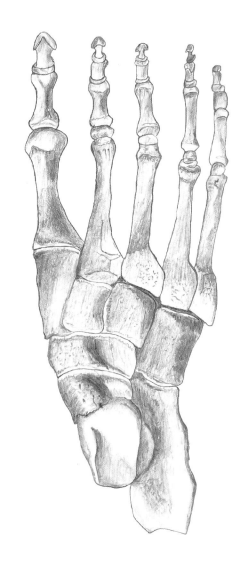

作者姓名：方宏勇

院　　系：医学影像学院

班　　级：2018 级临床医学（医学影像）1 班

指导教师：史文浩

获　　奖：2019 年江西医学高等专科学校第二届解剖学绘图大赛 优秀奖

作品介绍：

　　给你一双手，你可以用手去触摸万物；给你一双脚，让你走遍世界的每个角落。从很小时候父母让我们用手去拿东西，用脚学会去如何走路。这些都要用到手和脚，所以本作品的名称是《情同手足》。手骨分腕骨、掌骨、指骨，共有 27 块。数量虽多，但是十分灵活。足的构造大致分为 3 个部分，即前足部、中足部、后足部，足骨包括跗骨 7 块、跖骨 5 块、趾骨 14 块，共 26 块。

人体解剖结构之美

RENTI JIEPOU JIEGOU ZHI MEI

016

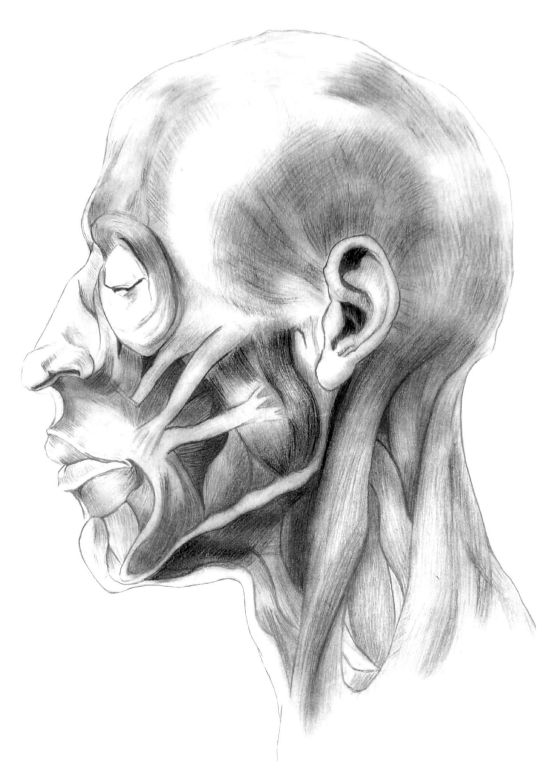

作者姓名：王　盼

院　　系：临床医学院

班　　级：2018 级临床医学（全科医
学）1 班

指导教师：邱　江

获　　奖：2019 年江西医学高等专科
学校第二届解剖学绘图大
赛 优秀奖

作品介绍：

　　本作品描绘了头颈肌的构成。

　　头颈肌可分为头肌和颈肌。头肌
又可分为表情肌和咀嚼肌。表情肌位
于头面部皮下，多起于颅骨，止于面
部皮肤，肌肉收缩时可牵动皮肤，产
生各种表情。咀嚼肌为运动下颌骨的
肌肉，包括浅层的颞肌和咬肌，以及
深层的翼内肌和翼外肌。

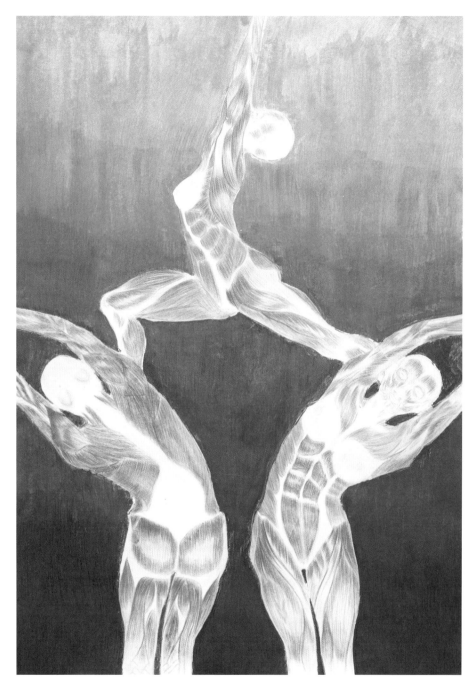

瑜伽解剖

作者姓名：王　盼

院　　系：临床医学院

班　　级：2018 级临床医学（全科
　　　　　医学）1 班

指导教师：邱　江

获　　奖：2019 年江西医学高等专
　　　　　科学校第二届解剖学绘
　　　　　图大赛 优秀奖

作品介绍：

　　本作品运用瑜伽的形式表现出
每块肌肉的受力情况。两个瑜伽动
作：战士一式，风吹树式。红色表
现受力的肌肉，褐色则是没有受力
的肌肉。两个动作融合在一起，显
现出整个人体肌肉的受力情况。

人体解剖结构之美

RENTI JIEPOU JIEGOU ZHI MEI

018

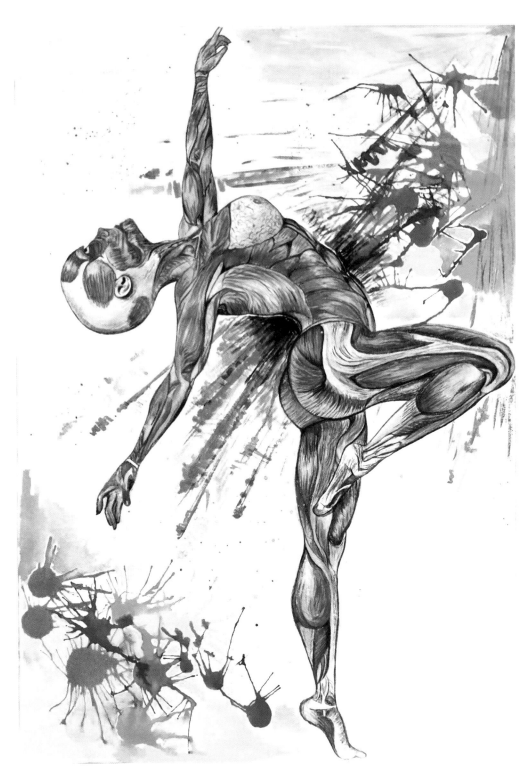

作者姓名：胡　馨

院　　系：临床医学院

班　　级：2018 级临床医学（全科医学）
　　　　　2 班

指导教师：邱　江

获　　奖：2019 年江西医学高等专科学
　　　　　校第二届解剖学绘图大赛 特
　　　　　别奖

作品介绍：

　　夜幕降临，对门的人家又传出熟悉
的或生疏的音乐，响起时紧时缓的舞蹈
脚步。朋友在夜幕之后前来聚会，空气
里传来音乐、舞蹈和他们的欢笑声。我
看不到他们的表情，但我可以感觉到他
们的舞蹈像火一般忘情、热烈。

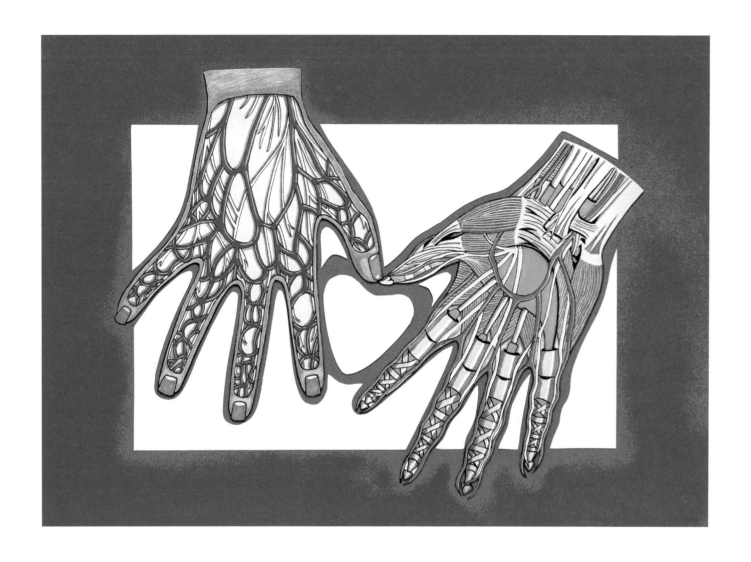

作者姓名：周美芳

院　　系：药学院

班　　级：2019 级药学 2 班

指导教师：宋晓东

获　　奖：2020 年江西医学高等专科学校第三届解剖学绘图大赛 三等奖

作品介绍：

　　手是人类自身超级巧妙的存在，我们佩服大自然的鬼斧神工，但更感叹造物者的神奇——人类的双手。本幅画绘制了两只平铺在纸上比心的手背的神经和肌肉解剖结构，图中运用红白撞色以提高画面的视觉美感。

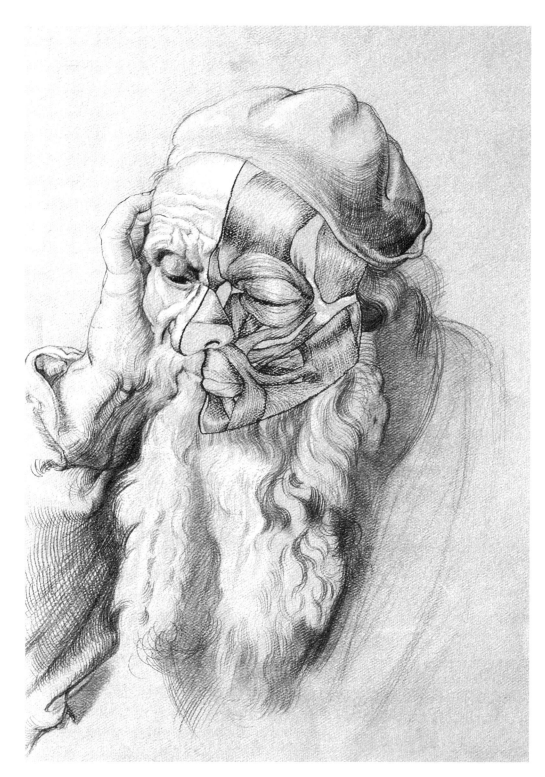

作者姓名：吴僖俣

院　　系：护理学院

班　　级：2019 级护理 3 班

指导教师：赵玉芳

获　　奖：2020 年江西医学高等专科
学校第三届解剖学绘图大赛
三等奖

作品介绍：

　　作者以德国文艺复兴时期画家丢勒的母亲像为蓝本，加上了自己对于人体面部肌肉的理解完成了这幅作品。丢勒在学画过程中就对人体结构和解剖有极大的兴趣。面肌位于面部和额、枕部，位置较浅，起于骨骼，止于皮肤，主要分布在眼、鼻、口和耳周围。收缩时可改变五官的形状和外观，使人产生喜、怒、哀、乐等各种表情，故亦称表情肌。环形肌纤维具有括约作用，辐射状肌纤维具有开大孔、裂的作用。

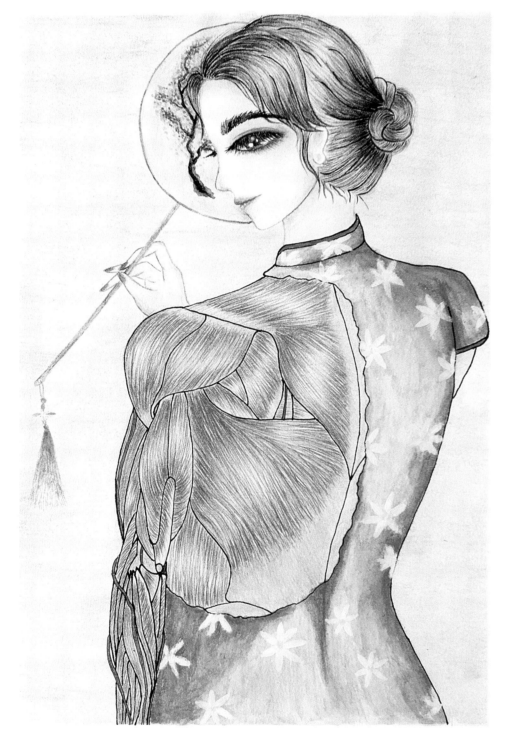

百媚生

人体解剖结构之美

RENTI JIEPOU JIEGOU ZHI MEI

作者姓名：谢　妍

院　　系：护理学院

班　　级：2019 级护理 5 班

指导教师：高　续

获　　奖：2020 年江西医学高等
　　　　　专科学校第三届解剖
　　　　　学绘图大赛 优秀奖

作品介绍：

　　作品主体为一位穿着旗袍回眸的女子，解剖部位以背部、上肢浅层肌为主，由水溶性彩铅上色，呈现出不同的效果。女子手执团扇，姿态妖媚，极尽东方女性之美，正如《长恨歌》中的那句"回眸一笑百媚生，六宫粉黛无颜色"。作品通过背部肌和上肢肌组合一起展现女性背影的完美曲线，作品也将解剖部位和人物相结合，其中包括斜方肌、三角肌、背阔肌、肱三头肌、肱肌、尺侧腕伸肌、指伸肌等。

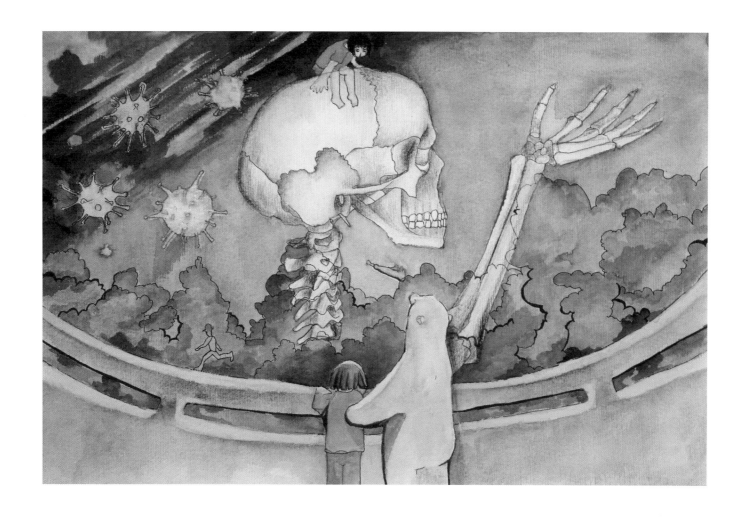

作者姓名：周海燕

院　　系：护理学院

班　　级：2019 级护理 2 班

指导教师：肖文烨

获　　奖：2020 年江西医学高等专科学校第三届解剖学绘图大赛 特别奖

作品介绍：

　　黄昏的天空很美，为了不留遗憾，我们选择前行。只有人与自然和谐共处，才能迎来美好的明天！乌云散去，白昼降临，我们一定会在此刻重逢，这一天值得期待！

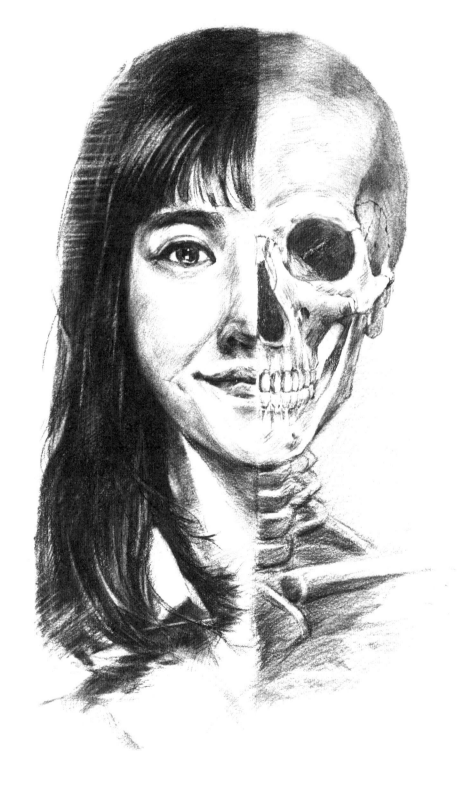

作者姓名：杨　姝

院　　系：临床医学院

班　　级：2020 级康复治疗技术班

指导教师：邱　江

获　　奖：2021 年江西医学高等专科学校第四届解剖学绘图大赛 二等奖

作品介绍：

　　透过现实表面看到本质，人与人之间，是很相像的。

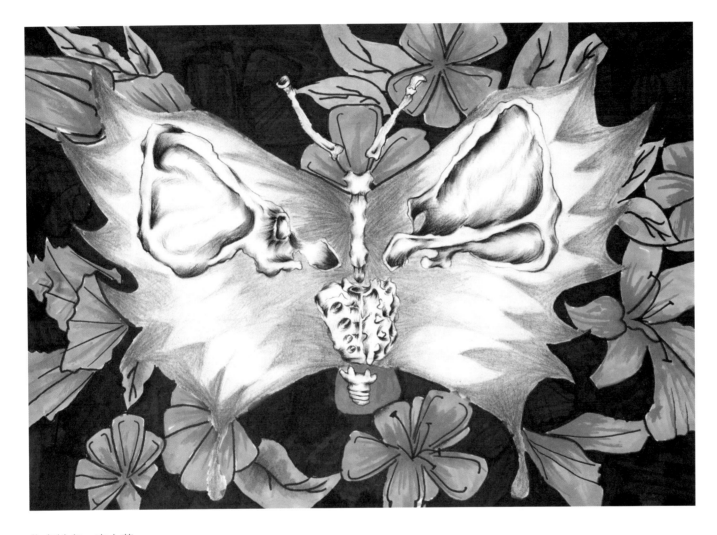

作者姓名：麦文蔚

院　　系：护理学院

班　　级：2020 级护理 6 班

指导教师：赵玉芳

获　　奖：2021 年江西医学高等专科学校第四届解剖学绘图大赛 三等奖

作品介绍：

　　作品由肩胛骨正反面、胸骨、骶骨、腓骨、胫骨和蝴蝶翅膀组成，画面构图以两块肩胛骨为视觉中心，让画面感觉有坚韧的后盾般支撑着。作品以蝴蝶的翅膀作为外部框架，又赋予了骨以生命力。从作品的颜色来看，主要有蓝黄黑三色，撞色较鲜明，背景为黑色加上花朵，引人注目。视觉中心用炭笔上色，炭笔把黑、白、灰拉开，呈现出极强的艺术表现力。作品主要的目的是通过形象生动的外物来增强对骨的认识和印象。

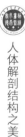

手骨（二）

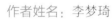

作者姓名：李梦琦

院　　系：护理学院

班　　级：2020 级助产班

指导教师：赵玉芳

获　　奖：2021 年江西医学高等专科学校第四届解剖学绘图大赛 优秀奖

作品介绍：

　　手骨包括腕骨、掌骨和指骨。

　　腕骨：共 8 块，分为远近两列。近侧列由桡侧向尺侧依次为手舟骨、月骨、三角骨和豌豆骨；远侧列为大多角骨、小多角骨、头状骨和钩骨。

　　掌骨：共 5 块，由桡侧向尺侧依次为第 1～5 掌骨。掌骨属于长骨，近侧端称掌骨底，邻腕骨；远侧端称掌骨头，与指骨相关节。

　　指骨：共 14 块，拇指为 2 节，2～5 指为 3 节，由近侧向远侧依次为近节指骨、中节指骨和远节指骨。作品客观地展现了手骨的组成，便于学习者更好地理解和记忆其特点。

人体解剖结构之美

RENTI JIEPOU JIEGOU ZHI MEI

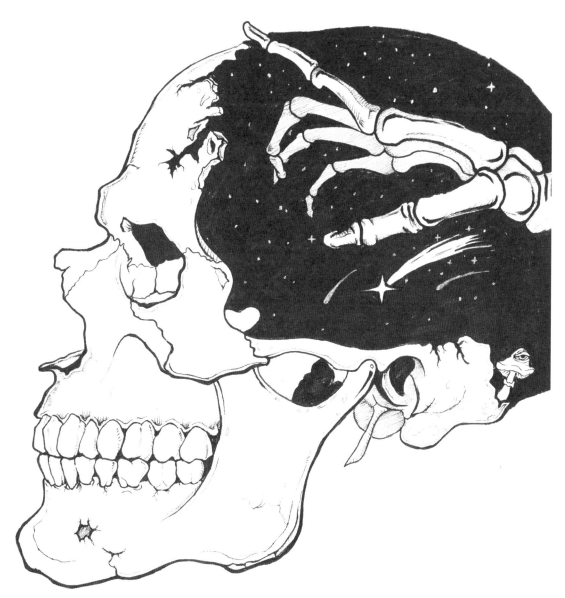

作者姓名：余　婧

院　系：药学院

班　级：2020 级药学 2 班

指导教师：宋晓东

获　奖：2021 年江西医学高等
专科学校第四届解剖
学绘图大赛 优秀奖

作品介绍：

人与动物的区别在于思考，而冥想可以让人的思维更加深邃。神经学家发现，如果你经常让大脑冥想，它不仅会变得擅长冥想，还会提升你的自控力，提升你集中注意力、管理压力、克制冲动和自我认识的能力。

壹 YUN DONG XITONG 运动系统

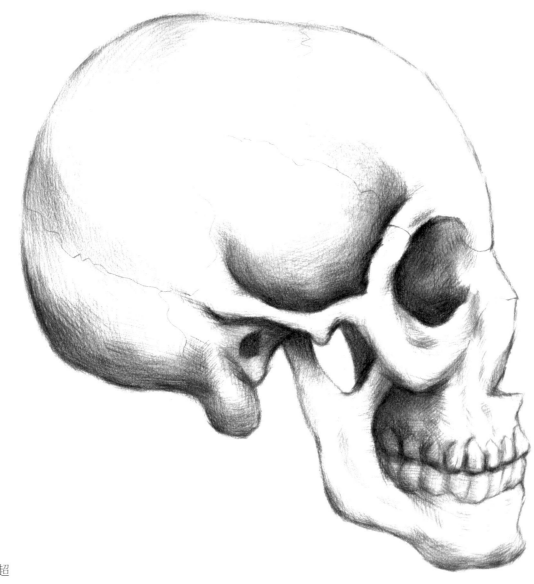

作者姓名：刘　超

院　　系：临床医学院

班　　级：2020 级康复治疗技术班

指导教师：邱　江

获　　奖：2021 年江西医学高等专科学校第四届解剖学绘图大赛 优秀奖

作品介绍：

　　颅骨，看似狭小的空腔内却装有人体最精巧的器官——大脑。它是一名将军，实时发号着施令；它是一台神秘的机器，一直吸引着人们对其进行深入探索。

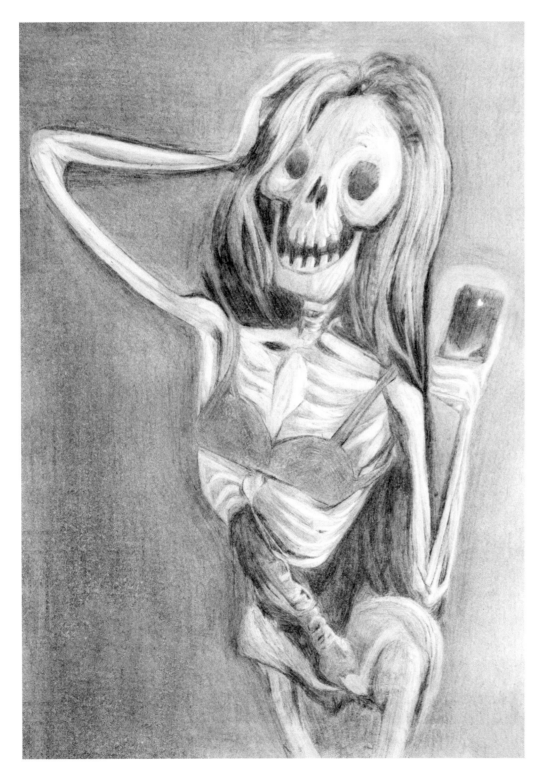

作者姓名：曾星星

院　　系：医学技术学院

班　　级：2020 级医学检验技术 1 班

指导教师：邱　江

获　　奖：2021 年江西医学高等专科
　　　　　学校第四届解剖学绘图大赛
　　　　　三等奖

作品介绍：

　　作品由彩铅绘制而成，画中展示的是一个骷髅女人浮夸的摆拍姿势。画面整体采用黑、灰、黄绿、红四色，构成鲜明的对比。意在讽刺社会上追求表面光彩、不务实的虚荣之风。正如莎士比亚所说，虚荣是一个不知足的贪食者，它在吞噬一切之后，结果必然牺牲在自己的贪欲之下。

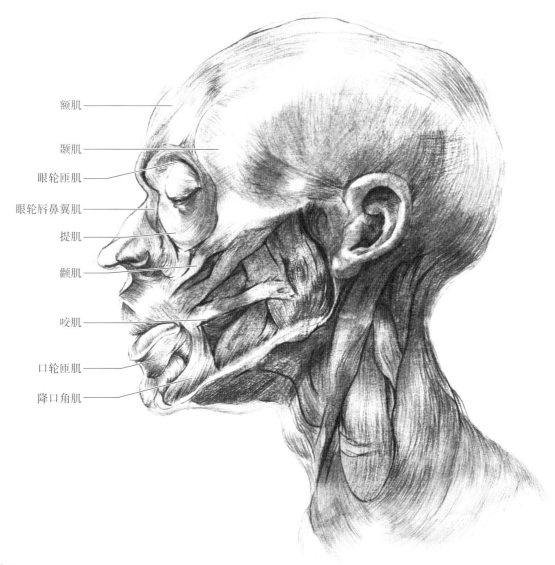

额肌

颞肌

眼轮匝肌

眼轮唇鼻翼肌

提肌

颧肌

咬肌

口轮匝肌

降口角肌

作者姓名：毛馨月

院　　系：护理学院

班　　级：2020 级护理 7 班

指导教师：赵玉芳

获　　奖：2021 年江西医学高等专科学校第四届解剖学绘图大赛 优秀奖

作品介绍：

　　骨骼肌是运动系统的动力结构，共有 600 多块。其中头肌中可分为面肌和咀嚼肌，它们的运动可产生面部表情和咀嚼动作。颈部肌肉能够很好地保护颈椎和头颈。本作品以铅笔绘画展现肌肉形态，以便学习者能更直观地理解记忆。

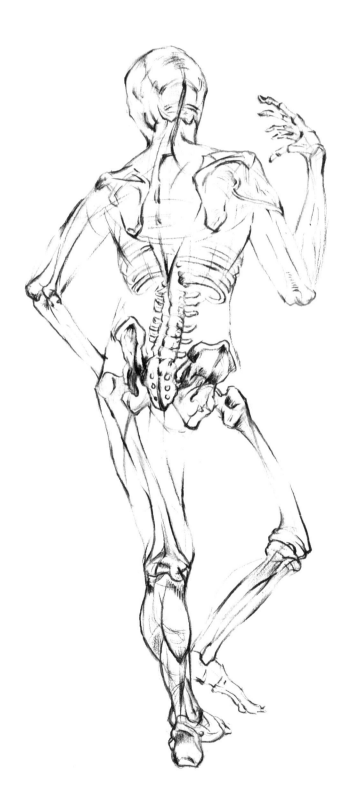

作者姓名：蓝一璋

院　　系：临床医学院

班　　级：2020 级康复治疗技术班

指导教师：邱　江

获　　奖：2020 年江西医学高等专科学校第四届解剖学绘图大赛 优秀奖

作品介绍：

　　本作品展示的是人体背面的骨骼结构。背部复杂的结构提供了人体躯干活动的力量。

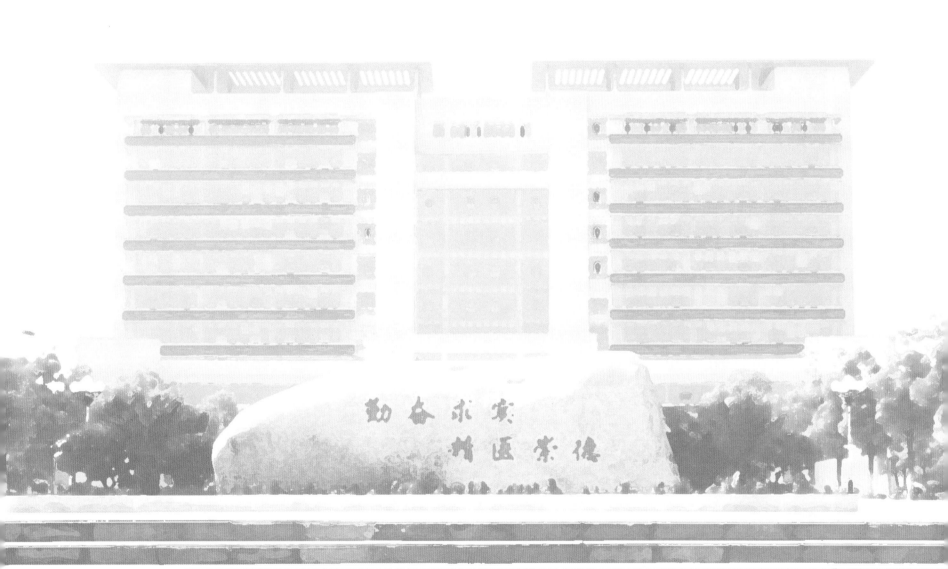

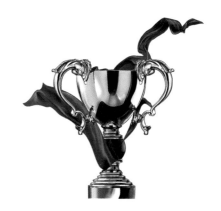

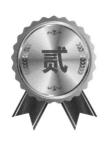

消化系统

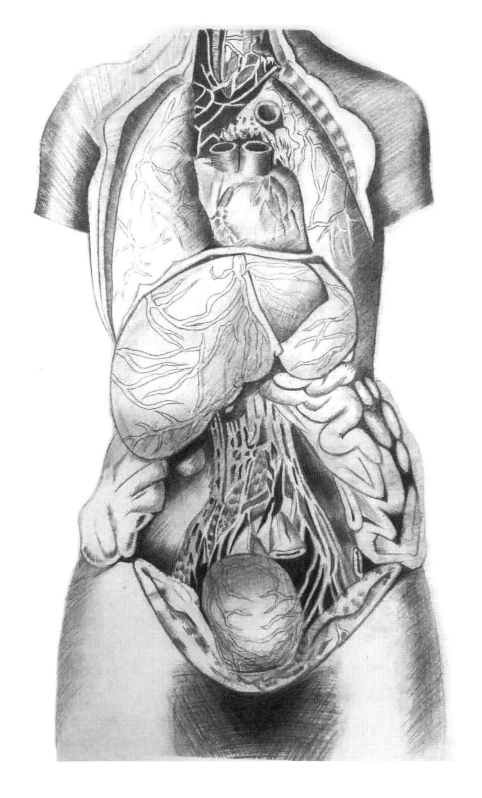

作者姓名：黄　群

院　　系：药学院

班　　级：2016 级药学 1 班

指导教师：邹　磊

获　　奖：2018 年江西医学高等专
　　　　　科学校第一届解剖学绘
　　　　　图大赛 三等奖

作品介绍：

　　人体可分为头部、颈部、躯干和四肢。躯干由上而下包括胸腔、腹腔和盆腔，胸腔与腹腔之间有膈肌。胸腔内有心、肺、食管、气管、支气管和大动脉等器官，腹腔内有胃、肝脏、胆囊、胰脏、小肠、大肠、肾脏等器官。本作品通过素描的方法，描绘出人体胸腔与腹腔的部分器官，有助于对相关器官的位置关系与形态特点的学习。

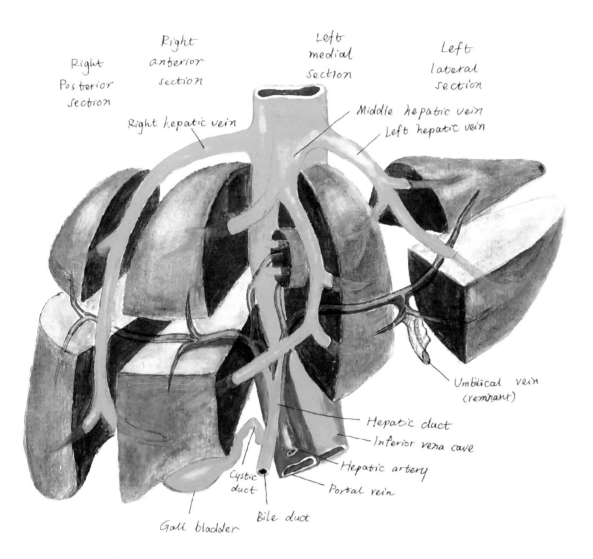

Right Posterior section

Right anterior section

Left medial section

Left lateral section

Right hepatic vein

Middle hepatic vein

Left hepatic vein

Umbilical vein (remnant)

Hepatic duct

Inferior vena cave

Hepatic artery

Portal vein

Cystic duct

Bile duct

Gall bladder

作者姓名：章语泠

院　　系：医学影像学院

班　　级：2018 级临床医学（医学影像）2 班

指导教师：史文浩

获　　奖：2019 年江西医学高等专科学校第二届解剖学绘图大赛 二等奖

作品介绍：

　　本作品描绘了肝脏的分段及其动、静脉分布。

　　Couinaud肝脏分段法依据功能将肝脏分为 8 个独立的段，每段有自己的流入和流出血管以及胆管系统。在每一段的中心有门静脉、肝动脉及胆管分支，每一段的外围有通过肝静脉的流出血管。

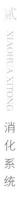

贰

XIAOHUA XITONG

消化系统

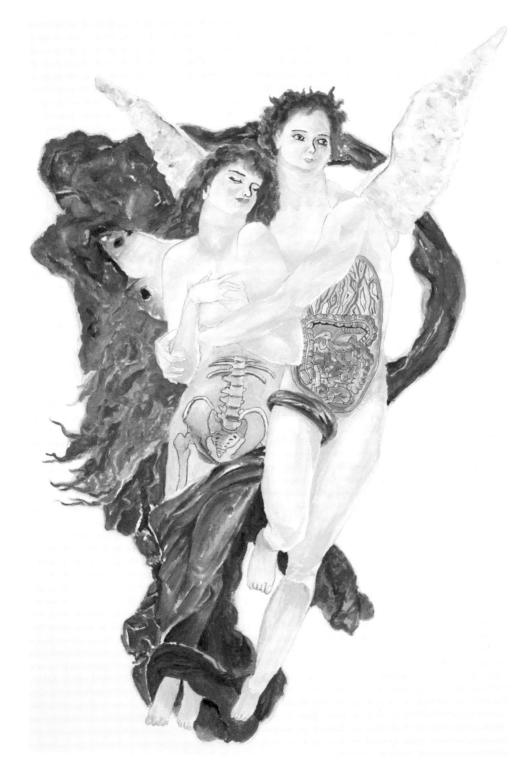

天使与飞蛾

作者姓名：周海燕

院　　系：护理学院

班　　级：2019 级护理 2 班

指导教师：肖文烨

获　　奖：2020 年江西医学

　　　　　高等专科学校第

　　　　　三届解剖学绘图

　　　　　大赛 三等奖

作品介绍：

　　本作品借天使和飞蛾的"爱情剖析"，展示了腹腔骨骼支撑和内部结构。膈为腹腔顶，髋骨左右各一，同骶骨、尾骨借骨连结形成骨盆为底，腰椎为后壁支持。小肠盘曲于腹中，全长 4 ～ 6 米，分为十二指肠、空肠和回肠。上端承幽门与胃相通，下端与大肠相连，是食物消化吸收的主要场所。大肠全长 1 ～ 1.2 米，由盲肠、阑尾、结肠、直肠、肛管组成，是腐熟食物残渣、形成粪便的场所。

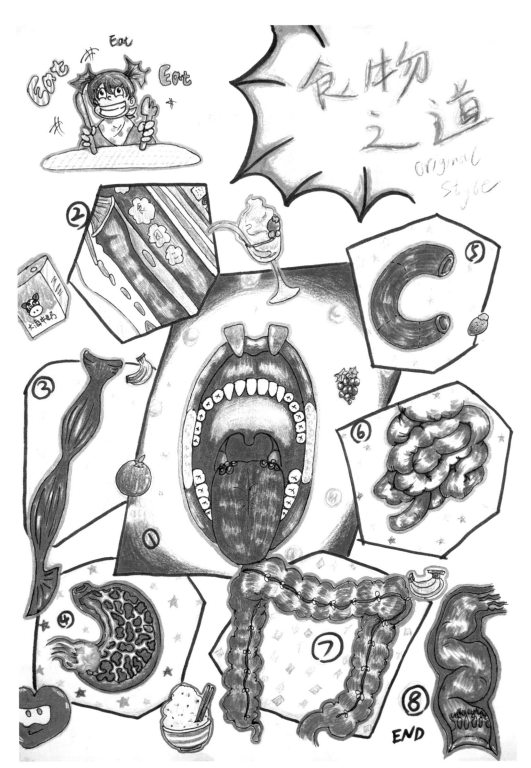

作者姓名：段美琴

院　　系：医学影像学院

班　　级：2020 级临床医学（医学影像）
　　　　　1 班

指导教师：史文浩

获　　奖：2021 年江西医学高等专科
　　　　　学校第四届解剖学绘图大赛
　　　　　三等奖

作品介绍：

　　吃下去的食物将会经过哪些部位，在何处消化吸收呢？请欣赏我为您带来的"食物之道"。就算是医学门外汉也能轻松看懂，是否开始对医学有些兴趣了呢？

贰

XIAOHUA XITONG

消化系统

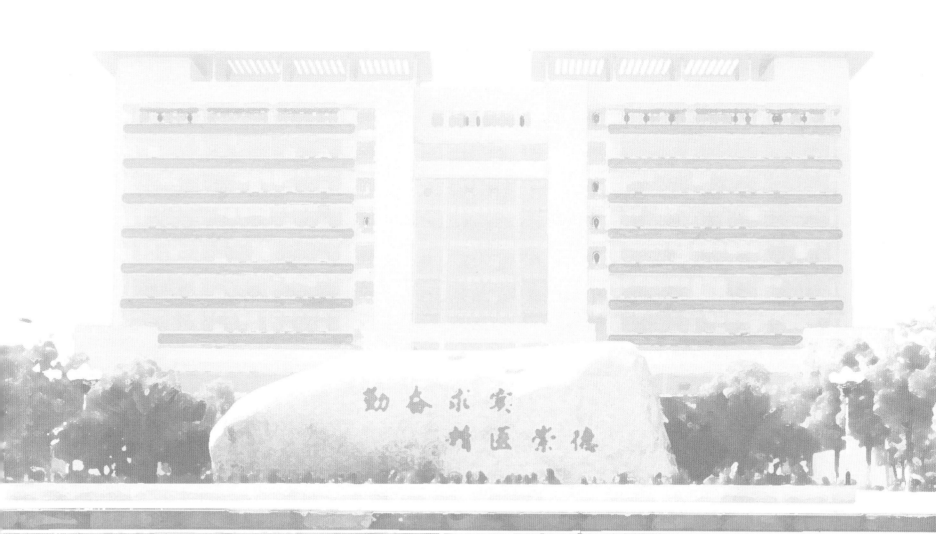

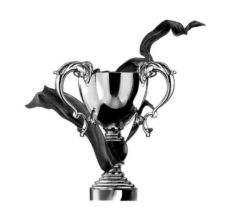

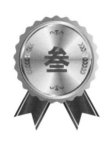

呼吸系统

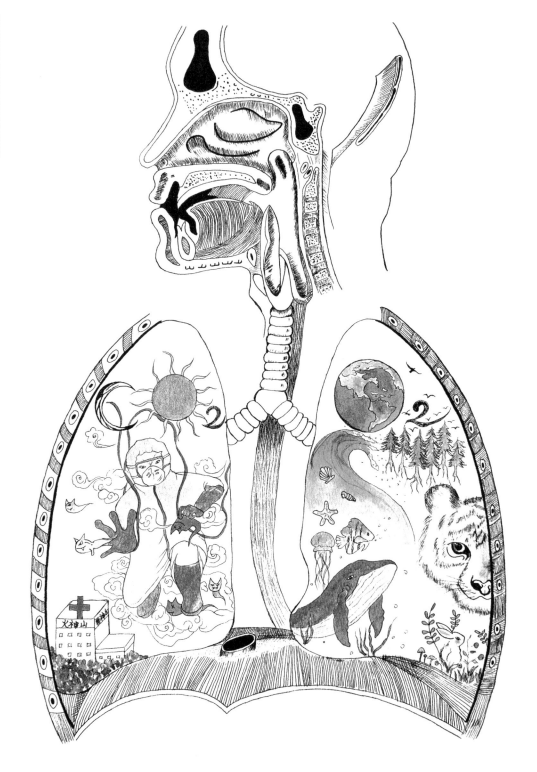

同呼吸共命运

人体解剖结构之美

RENTI JIEPOU JIEGOU ZHI MEI

作者姓名：邓桂英

院　　系：医学影像学院

班　　级：2018 级医学影像技

　　　　　术班

指导教师：赵玉芳

获　　奖：2020 年全国卫生职

　　　　　业教育解剖学专业

　　　　　研究会第二届"中

　　　　　博杯"解剖绘图比

　　　　　赛 二等奖

作品介绍：

　　此作品借助钢笔线条与水彩相结合，描绘的解剖面为人类的呼吸系统。空气从鼻、咽、喉、气管至肺内，进行氧气与二氧化碳的交换。在这幅画中，作者描绘了太阳月亮组合为二氧化碳，地球为氧气。两侧的肺内一侧是森林和海洋，生活着很多动植物，包括人类。另一侧是人类正处在新冠肺炎疫情期间，医务工作者正在抓捕新冠病毒，并且建了很多专门对付病毒的医院。这幅画呼吁人类应该善待地球，大家需要同呼吸共命运。

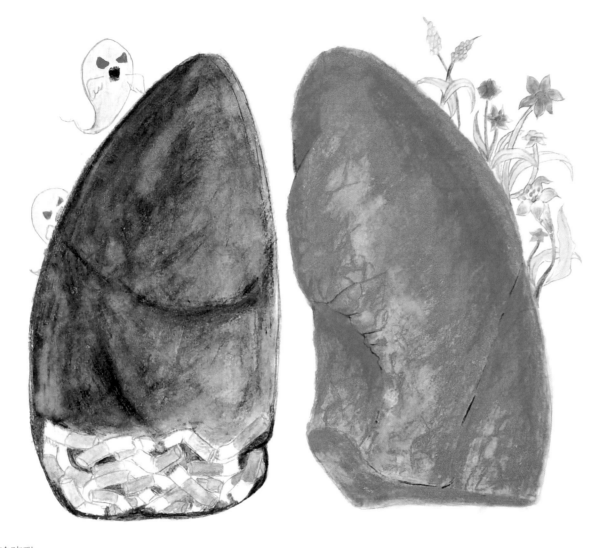

作者姓名：喻晓玭

院　　系：医学技术学院

班　　级：2016 级医学美容技术

指导教师：徐杨超

获　　奖：2018 年江西医学高等专科学校第一届解剖学绘图大赛 三等奖

作品介绍：

　　本作品中左边是吸烟者的肺，右边是健康者的肺。

　　现在吸烟的人越来越多，而吸烟给人体带来的危害也非常严重。目前认为吸烟是造成肺癌的高危因素，且吸烟过程中会产生60多种致癌物质。数据表明，我国肺癌的发病率一直呈上升趋势。这幅画是要呼吁吸烟者为了自己的健康和家人的幸福，要少吸烟或戒烟。

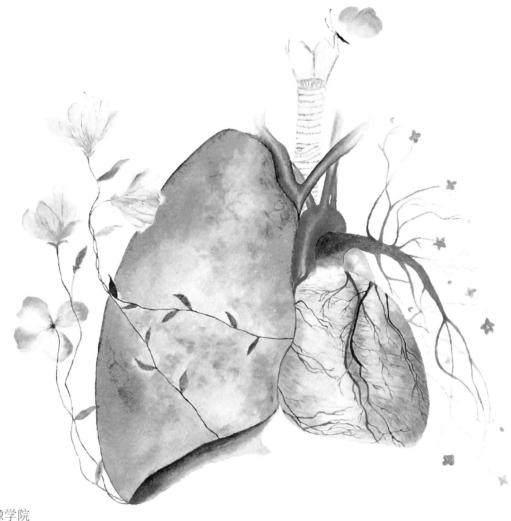

作者姓名：邓桂英

院　　系：医学影像学院

班　　级：2018 级医学影像技术班

指导教师：赵玉芳

获　　奖：2019 年江西医学高等专科学校第二届解剖学绘图大赛 二等奖

作品介绍：

　　氧气由呼吸道进入肺部，故肺部容量大小及呼吸频率很重要；而心脏则负责把氧气通过血液循环系统送到全身各个器官及部位。心肺功能主要是人体心脏泵血及肺部吸入氧气的能力，而两者的能力又直接影响全身器官及肌肉的活动，故此十分重要。心肺功能良好，也反应身体主要脏器都可健康运作。

　　在这幅作品中，作者添加了一些美术创意，应用根茎把右肺分成三叶，部分肺血管用树枝代表，绽放出朵朵鲜花，更加符合作品主题——生命如夏花般绽放。

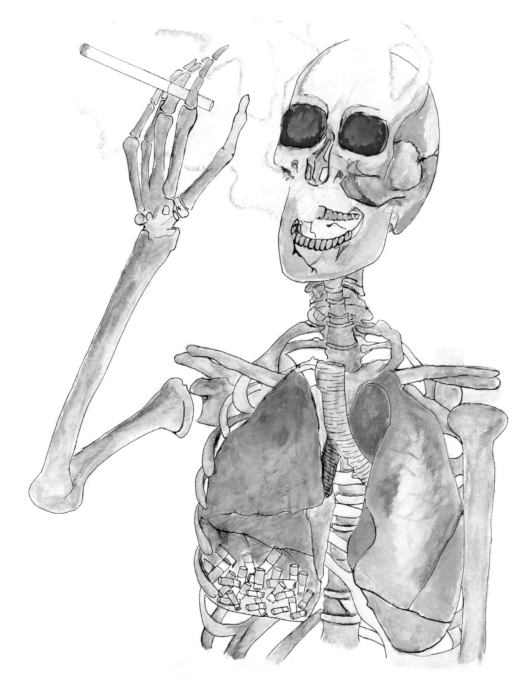

吸烟有『毒』

作者姓名：柯文茵

院　系：临床医学院

班　级：2018 级临床医学 1 班

指导教师：吴　坚

获　奖：2019 年江西医学高等专科
学校第二届解剖学绘图大
赛 优秀奖

作品介绍：

　　戒不了烟？！看看吸烟者肺部的样子吧……儿童时期，肺是淡红色的。随着成长，空气中的尘埃等颗粒被吸入肺里，在肺内沉积下来，成年人的肺变成暗红色或者深灰色。长期吸烟者或者生活在烟尘环境中的人，在手术时看到的肺是棕黑色的。15 年烟龄者的肺布满了大块黑色斑点，30 年烟龄者整个肺像泼上了墨汁。你可能难以置信，90% 的焦油会附着于肺上，吸烟者肺癌发病率比非吸烟者高 25 倍，而非吸烟者也备受二手烟的伤害。吸烟有"毒"，为自己和家人，请鼓起勇气戒烟吧！

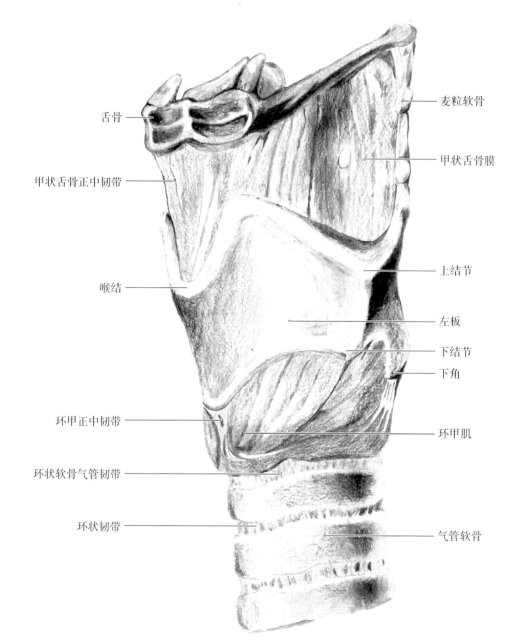

舌骨

麦粒软骨

甲状舌骨正中韧带

甲状舌骨膜

喉结

上结节

左板

下结节

下角

环甲正中韧带

环甲肌

环状软骨气管韧带

环状韧带

气管软骨

作者姓名：韩嘉莹

院　　系：临床医学院

班　　级：2018 级临床医学 1 班

指导教师：吴　坚

获　　奖：2019 年江西医学高等专
　　　　　科学校第二届解剖学绘
　　　　　图大赛 优秀奖

作品介绍：

　　喉是呼吸的通道，也是发声的器官。喉由软骨作为支架，软骨间连结关节、韧带，并有肌肉附着，使关节可以运动。喉的软骨主要包括不成对的甲状软骨、环状软骨、会厌软骨和成对的杓状软骨。本作品形象、直观地展现出喉软骨和韧带的解剖形态。

作者姓名：胡智姊

院　　系：医学技术学院

班　　级：2018 级临床医学（医学美容方向）班

指导教师：陈俊群

获　　奖：2019 年江西医学高等专科学校第二届解剖学绘图大赛 特别奖

作品介绍：

　　肺能吸入氧气，排出二氧化碳，完成人体的气体交换，维持人的基本活力。生命花能吸入二氧化碳，排出人体所需要的氧气。左、右肺像一对共生花，共同维系人的生命，谱写同生共存乐章。

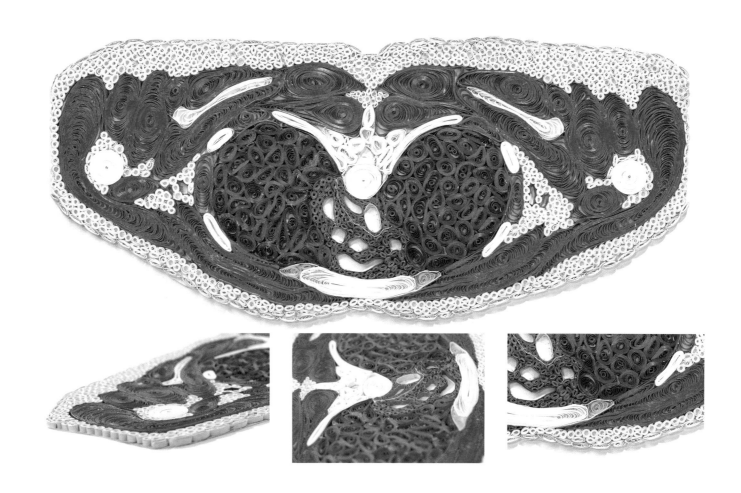

作者姓名：高秦岭

院　　系：药学院

班　　级：2019 级中药学班

指导教师：范淑玲

获　　奖：2020 年江西医学高等专科学校第三届解剖学绘图大赛 二等奖

作品介绍：

　　衍纸是一种将绘画和雕塑结合起来的艺术。本作品将衍纸经过捏、卷等形式组合在一起展示了经上腔静脉起始部横断面的图像，并且运用中国传统的红黄色彩为主调色彩，色泽丰富，引人注目。通过对作品的制作，提高了医学生对解剖学的兴趣。

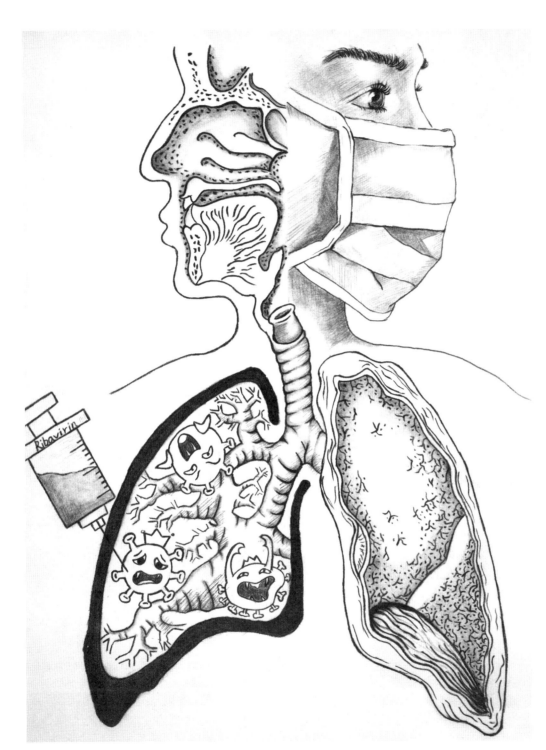

作者姓名：朱　琳

院　　系：药学院

班　　级：2020 级药品生产技术班

指导教师：肖文烨

获　　奖：2021 年江西医学高等专科
学校第四届解剖学绘图大
赛 二等奖

作品介绍：

　　新型冠状病毒肺炎是由新冠病毒引起的，是以呼吸道症状与肺部损伤为主要表现的一种急性传染病。它主要通过呼吸系统的呼吸道传播，也可以通过密切接触传播。虽然新冠肺炎有治愈的可能，但它对肺部组织的损伤仍是不可逆的。在目前没有特效药的情况下，戴口罩是预防病毒最有效的方法之一。所以为了他人，也为了自己的身体健康，请大家出行时牢记戴口罩！

　　预防口诀千万条，戴好口罩第一条！预防疫情，从你我做起，从出行戴口罩做起！

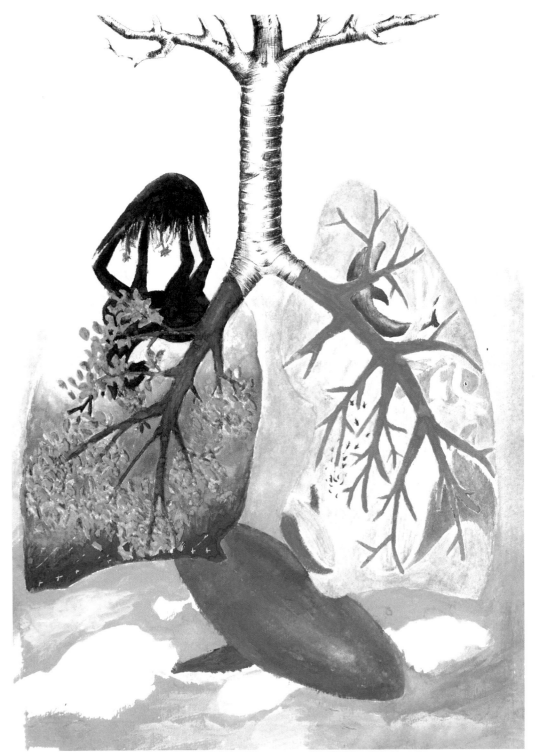

林深见鹿，海蓝见鲸

作者姓名：吕思鸣

院　　系：医学技术学院

班　　级：2020级临床医学
　　　　　（医学美容）班

指导教师：陈俊群

获　　奖：2021年江西医学
　　　　　高等专科学校第
　　　　　四届解剖学绘图
　　　　　大赛 优秀奖

作品介绍：

　　作品展示了人肺、海洋、陆地的结合。珊瑚、树木、与支气管树奇妙地结合，接收着来自大自然馈赠的肺，都显示着大自然与人类的紧密联系。但是人与自然的联系不止在表面，还有生命与生命的碰撞。林深见鹿，海蓝见鲸，那些自由奔跑、肆意徜徉的动物，与人共处一个青山绿水的世界。李白的《访戴天山道士不遇》中，描绘了静谧、清新的大自然景色。我们的肺与外界相通，吸入肺的应该是卷携着海浪、花香的风，我们与世间万千生灵同在一起。

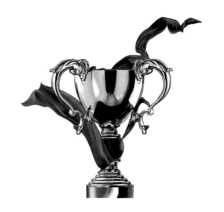

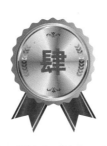

泌尿系统

勤奋求实
精医崇德

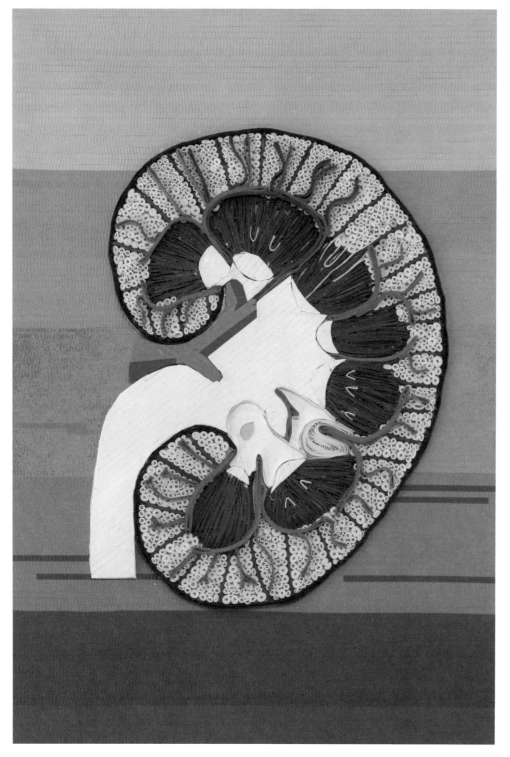

作者姓名：高秦岭

院　　系：药学院

班　　级：2019 级中药学班

指导教师：范淑玲

获　　奖：2020 年中国解剖
　　　　　学会"国希望杯"
　　　　　第二届解剖绘图
　　　　　大赛 三等奖

作品介绍：

　　肾是泌尿器官，好似人体清洁工。本作品借衍纸艺术来描绘肾的结构，皮质与髓质色彩分明，立体血管栩栩如生，层次感较强，在创作过程中作者还融入中国传统绘画色彩元素，构思新颖。通过对作品的制作，使医学生对肾的结构更加清楚，提高学生对人体解剖学的兴趣，体现了解剖绘图大赛的初衷和意义。

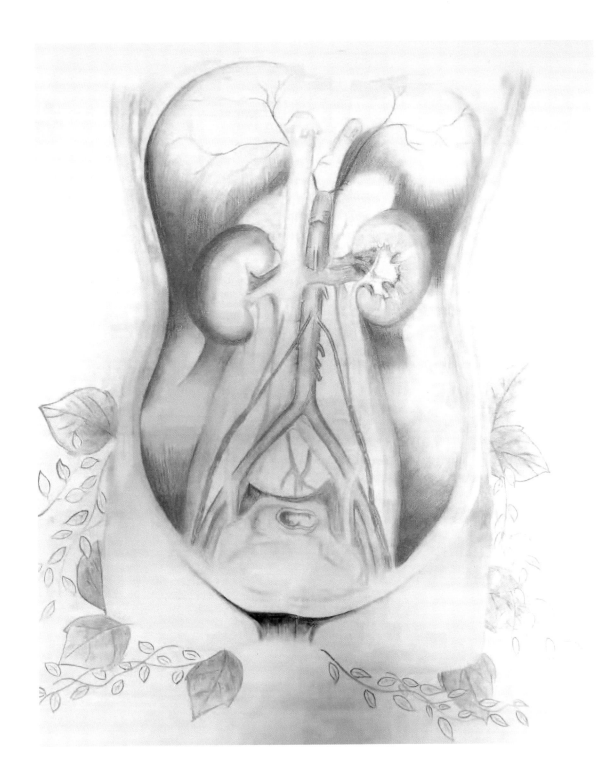

生命之源

作者姓名：王　盼

院　　系：临床医学院

班　　级：2018 级临床医学
　　　　　（全科医学）1 班

指导教师：邱　江

获　　奖：2019 年江西医学
　　　　　高等专科学校第
　　　　　二届解剖学绘图
　　　　　大赛 优秀奖

作品介绍：

　　中医认为，肾为先天之本。肾主水，可调节体内水液代谢平衡。肾主纳气，肾气具有摄纳作用。

　　流经肾脏的血液在肾小球的过滤作用、肾小管的重吸收作用下，成为尿液，经由输尿管入膀胱内再排出体外。

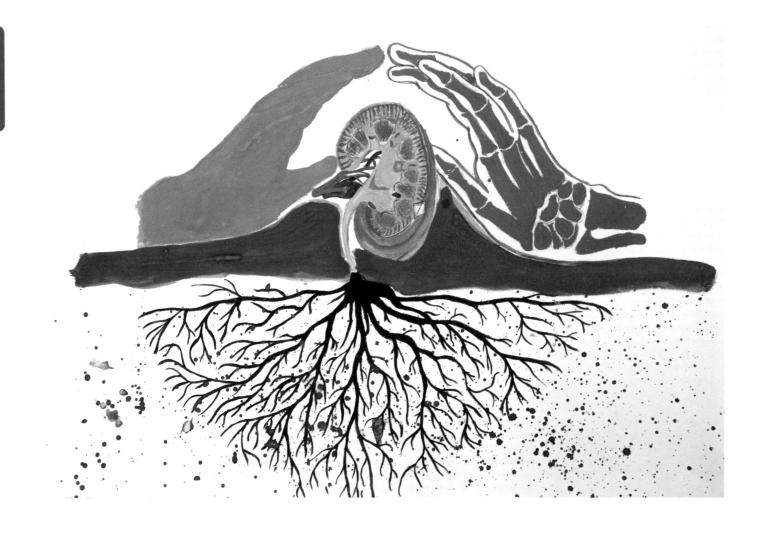

作者姓名：黄华林

院　　系：临床医学院

班　　级：2019 级康复治疗技术班

指导教师：陈俊群

获　　奖：2020 年江西医学高等专科学校第三届解剖学绘图大赛 三等奖

作品介绍：

　　肾位于脊柱两侧，腹膜后间隙内，在冠状面观可分为肾皮质、肾髓质。作品由水溶性彩铅上色，呈现不同的效果。一个肾像在肥沃土地中成长，经历着风风雨雨，最后在风雨中枯萎衰竭。伸出你的双手小心呵护，才能展现出独特的风景线。本作品中将肾与自然环境、人体结构（包括腕关节、掌骨间关节、掌指关节）相结合，体现了和谐共处、生命共同体的理念。

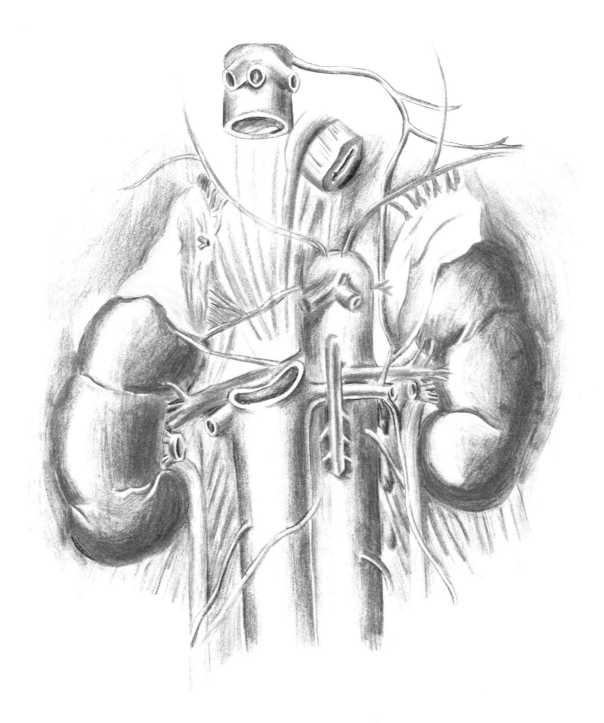

作者姓名：方雅楠

院　　系：临床医学院

班　　级：2020 级临床医学

　　　　　（全科医学）2 班

指导教师：邱　江

获　　奖：2021 年江西医学

　　　　　高等专科学校第

　　　　　四届解剖学绘图

　　　　　大赛 优秀奖

作品介绍：

　　肾的形状似蚕豆，呈八字形，左高右低，悬挂于脊柱两侧。肾脏表面光滑，呈红褐色，上端宽而薄，下端窄而厚，外侧隆突，内侧凹陷，形成肾门，有肾蒂出入。

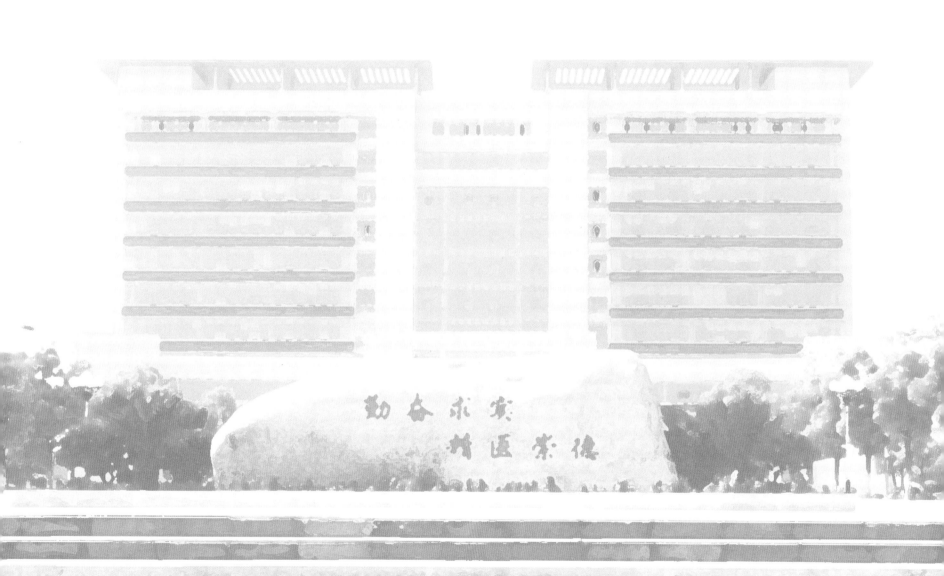

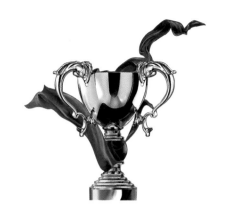

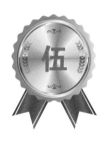

生殖系统

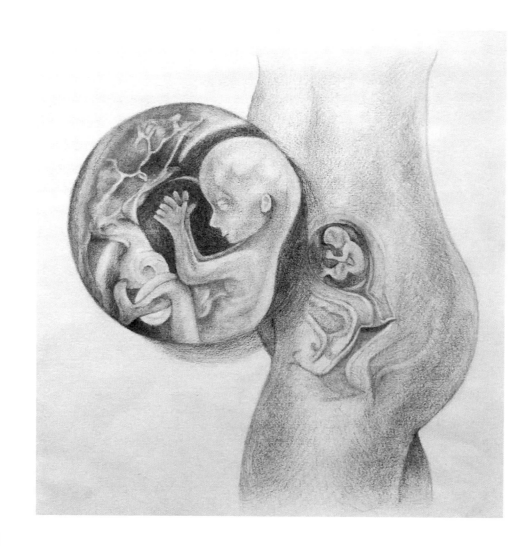

作者姓名：吴　雨

院　　系：医学影像学院

班　　级：2016 级临床医学（医学影像）班

指导教师：史文浩

获　　奖：2018 年中国解剖学会科普工作委员会"于泽杯"首届全国医学生解剖绘图大赛 三等奖

作品介绍：

　　人类精子与卵子的受精是在输卵管壶腹部完成的。受精卵一边进行卵裂，一边沿输卵管向子宫方向下行，2～3 天可到达子宫。受精后约 1 周，胚泡植入增厚的子宫内膜中，这就被称为妊娠。胚泡不断通过细胞分裂和分化而长大，并分成了两部分：一部分是胚胎本身，将来发育成胎儿；另一部分演变为胚胎外膜，其中最重要的是羊膜、胎盘和脐带。胎儿通过胎盘和母体进行物质交换。怀胎 10 个月后孕妇会进行分娩。

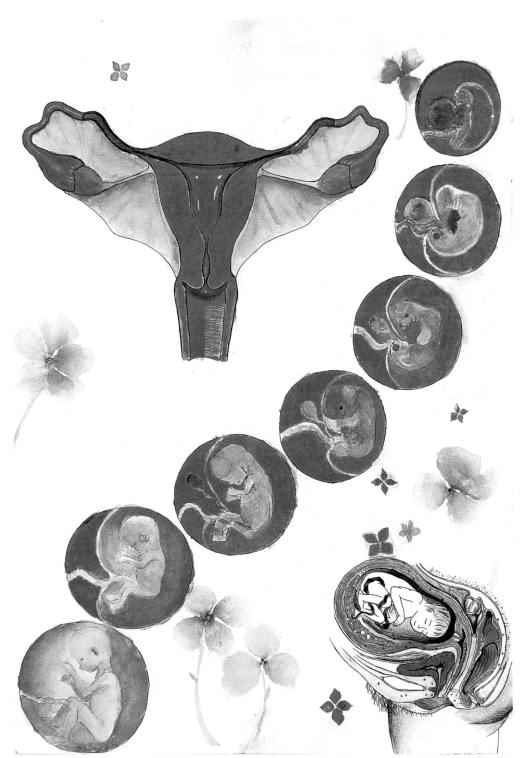

作者姓名：林　然

院　　系：护理学院

班　　级：2019 级护理 2 班

指导教师：肖文烨

获　　奖：2020 年全国卫生职业教育解
　　　　　剖学专业研究会第二届"中
　　　　　博杯"解剖绘图比赛 二等奖

作品介绍：

　　孕育一个新生命是一件很伟大的事，小小的子宫蕴含着巨大的能量，担负起了延续生命的重任。而胎儿从一个小小的细胞逐步发育成了一个完整的个体，这一切是神奇、神圣、让人惊叹的。子宫就是生命的摇篮。

伍

SHENGZHI XITONG

生 殖 系 统

怀孕 40 周——子宫骶韧带

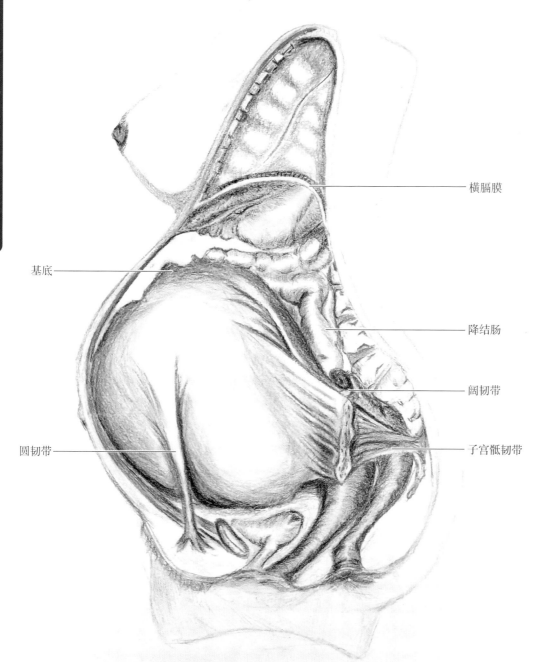

横膈膜

基底

降结肠

阔韧带

圆韧带

子宫骶韧带

作者姓名：谢苏晗

院　　系：药学院

班　　级：2015 级高职药学班

指导教师：邹　磊

获　　奖：2018 年江西医学
　　　　　高等专科学校第一
　　　　　届解剖学绘图大赛
　　　　　三等奖

作品介绍：

　　子宫骶韧带（骶子宫韧带）属于子宫的主要韧带之一。

　　直肠子宫折叠组织包含一系列纤维组织和非条纹状的肌肉纤维，附着在骶骨前端，并组成子宫骶韧带。子宫骶韧带由平滑肌和结缔组织构成，起自子宫颈阴道上部后面，向后绕过直肠的两侧，止于骶骨前面。此韧带表面覆以腹膜，形成弧形皱襞为直肠子宫襞。子宫骶韧带向后上方牵引子宫颈，并与子宫圆韧带共同维持子宫的前倾前屈位。

人体解剖结构之美

RENTI JIEPOU JIEGOU ZHI MEI

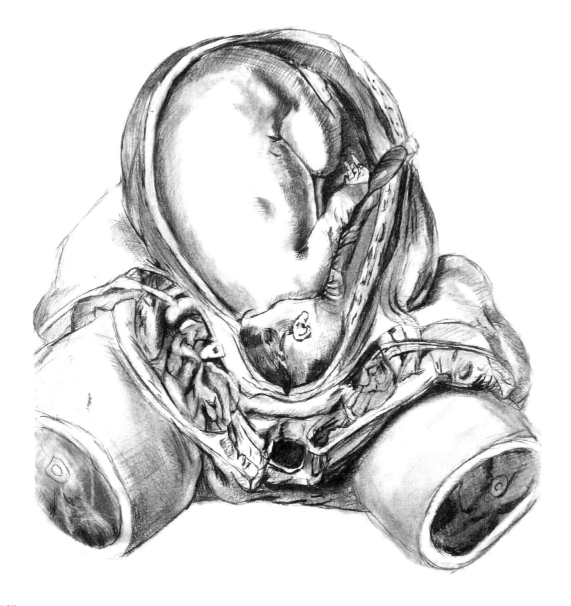

作者姓名：孙天行

院　　系：临床医学院

班　　级：2017 级临床医学（全科医学）1 班

指导教师：邱　江

获　　奖：2018 年江西医学高等专科学校第一届解剖学绘图大赛 优秀奖

作品介绍：

　　本作品描绘了女性临盆时的状态，讴歌了母亲的伟大。

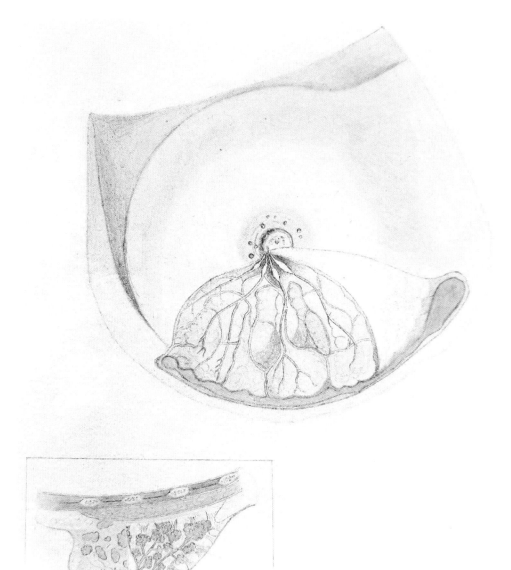

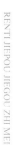

作者姓名：王国新

院　　系：临床医学院

班　　级：2018级临床医学（全科医学）1班

指导教师：邱　江

获　　奖：2019年江西医学高等专科学校第二届解剖学绘图大赛 优秀奖

作品介绍：

　　本作品描绘了乳房的构成。

　　乳房由皮肤、脂肪组织、纤维组织和乳腺构成。大多数母亲用母乳喂养宝宝，哺乳期的母亲非常辛苦。所以母亲是伟大的，母乳喂养也是母爱的一种表现方式。

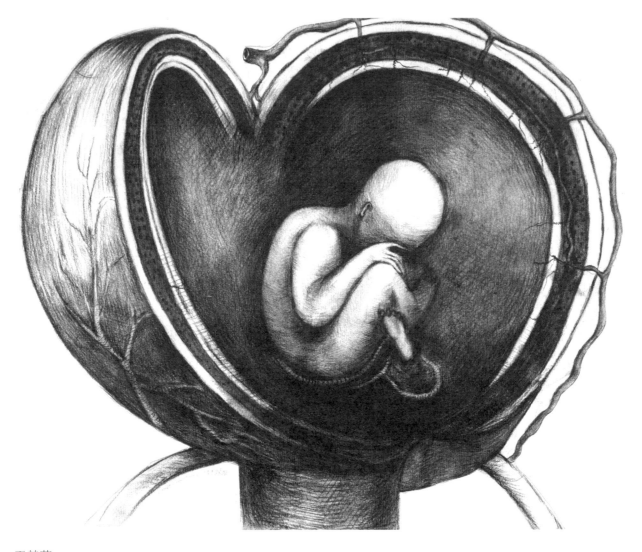

作者姓名：王梦茹

院　　系：药学院

班　　级：2019 级中药学班

指导教师：范淑玲

获　　奖：2020 年江西医学高等专科学校第三届解剖学绘图大赛 二等奖

作品介绍：

　　女性的子宫是一个很强大的器官，每个宝宝都是在子宫内孕育成长的。本作品采用素描的绘画方法，以黑、白、灰的关系描述了一个正在孕育生命的子宫。绘制出子宫的基本形态及子宫壁的结构，以及子宫内成熟胎儿的形态，有助于学生对胎儿及子宫结构的理解，并彰显出本次解剖学绘图大赛的意义。

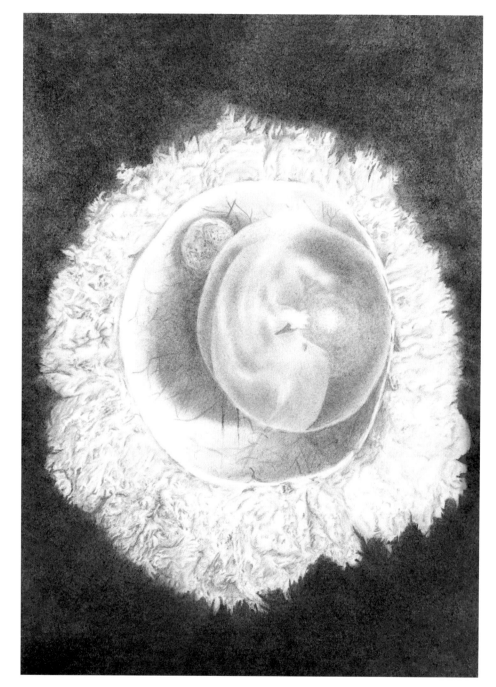

作者姓名：饶家铭

院　　系：基础医学院

班　　级：2020 级临床医学（病理方向）班

指导教师：郭莹叶

获　　奖：2021 年江西医学高等专科学校第四届解剖学绘图大赛 一等奖

作品介绍：

　　一枚小小的生命之花从土壤中破出，在混沌与虚空之中拥抱光芒。

　　胚泡是一粒在子宫成长的种子，由受精卵植入子宫内膜后形成。外围的滋养层充满了绒毛，帮助胎儿汲取母体的营养，胚泡内部的内细胞群逐渐分化成胚盘和羊膜腔、卵黄囊，胚盘慢慢发育成胎儿包裹在羊膜腔内，卵黄囊逐渐退化合并至脐带。生命的种子就此发芽，在子宫肥沃的土地上茁壮成长！

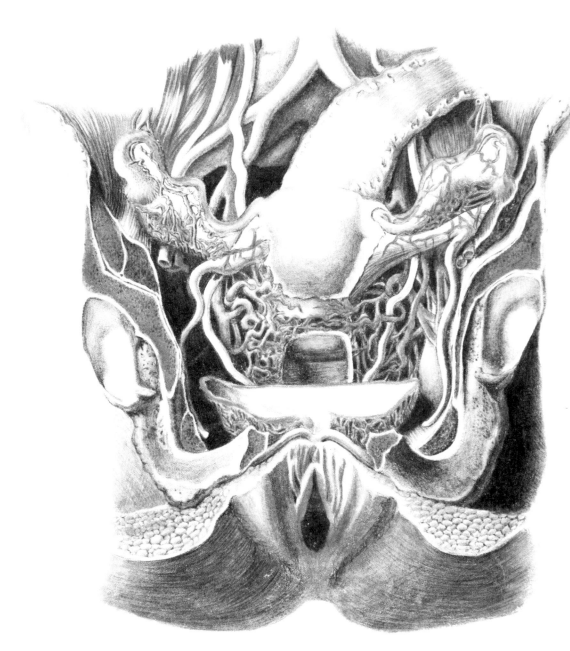

作者姓名：王　琦

院　　系：药学院

班　　级：2020 级药学 2 班

指导教师：宋晓东

获　　奖：2021 年江西医学高等
专科学校第四届解剖
学绘图大赛 一等奖

作品介绍：

　　作品展示了女性部分腹腔和
盆腔的结构。腹腔内消化器官的
主要作用是消化与吸收，为生命
活动提供能量来源。而女性盆腔
内有子宫，是胎儿发育生长的地
方，是生命绽放的开始。

　　女性怀胎十月，孕育着新生
和希望。因为有她，我们才美丽。
因为有她，我们人类的生命之花
才会绽放得更加绚丽。

生命的诞生

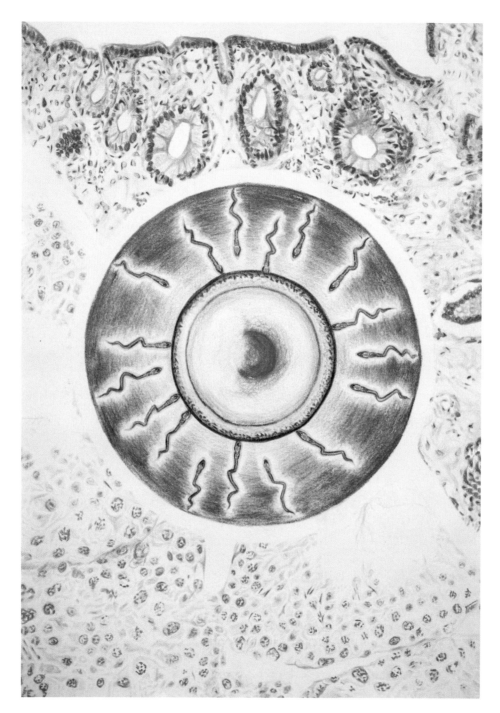

作者姓名：朱晓宇

院　系：医学技术学院

班　级：2020 级临床医学（医学美容）班

指导教师：郭莹叶

获　奖：2021 年江西医学高等专科学校第四届解剖学绘图大赛 一等奖

作品介绍：

　　该图是由受精过程和苏木精－伊红染色（HE 染色）下的女性子宫及男性睾丸的微观形态三部分组成。

　　子宫内膜由单层柱状上皮和固有层构成，固有层为细密结缔组织，含大量的子宫腺、螺旋动脉和基底细胞。睾丸主要由大量生精小管和睾丸间质组成，生精小管是产生精子的场所，管壁分布各级发育阶段的生精细胞，包括精原细胞、初级精母细胞、次级精母细胞、精子细胞和精子。

　　受精是一个生命的起点，所以命名该作品为生命的诞生。

人体解剖结构之美

RENTI JIEPOU JIEGOU ZHI MEI

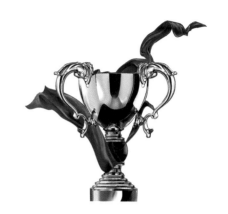

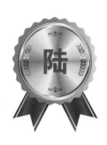

循环系统

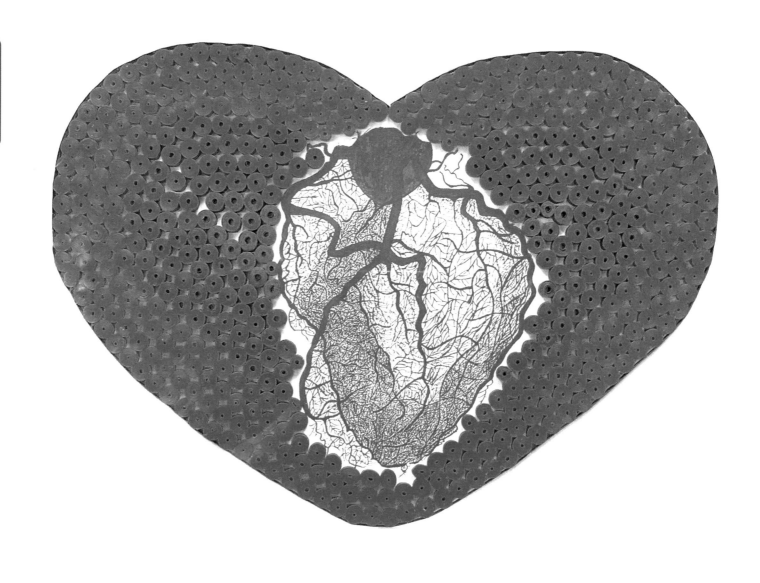

作者姓名：徐　琦

院　　系：医学技术学院

班　　级：2018 级医学美容技术班

指导教师：徐杨超

获　　奖：2019 年中国解剖学会科普工作委员会"于泽杯"第二届全国医学生解剖绘图大赛 特等奖

作品介绍：

　　该作品由两颗心构成，里面的心脏由"血管铸型"技术构思体现，突出心脏作为人的生命支点，正常的血液循环主要是通过心脏完成的。外面的心是由"衍纸"技术拼凑合成的心形，两颗心相互结合，共同彰显心脏对人体的重要性。

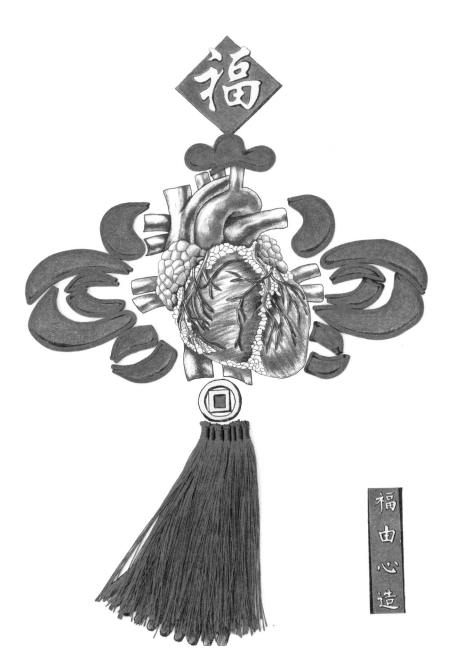

福由心造

作者姓名：刘雨荷

院　　系：临床医学院

班　　级：2019 级临床医学 1 班

指导教师：吴　坚

获　　奖：2020 年中国解剖学会"国希
望杯"第二届解剖绘图大赛
一等奖

作品介绍：

　　该作品是由我国传统的中国结和人体心脏构成。人的心脏位于胸腔内，两肺之间稍偏左，大小如拳头。心脏分四腔，上为左右心房，下为左右心室，房间隔与室间隔使左右互不相通。心房与心室以及心室与主动脉、肺动脉间有瓣膜以防血液反流，是人体重要的器官。心脏的作用是推动血液流动，向器官、组织提供充足的血流量，以保证人体的营养所需。而中国结具有鲜明的民族特色，它有着复杂曼妙的曲线，编织着中华万千儿女对美好幸福生活的期望！

心潮涌动

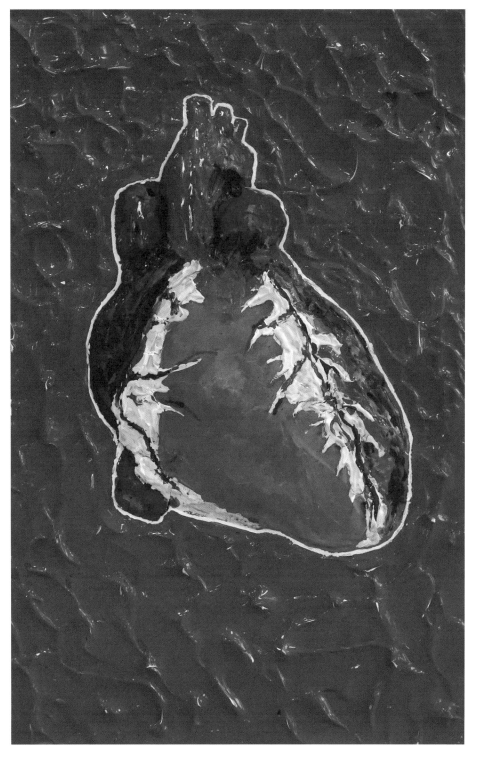

作者姓名：徐宏凯

院　　系：医学技术学院

班　　级：2019 级临床医学（医学美容）班

指导教师：陈俊群

获　　奖：2020 年全国卫生职业教育解剖学专业研究会第二届"中博杯"解剖绘图比赛 二等奖

作品介绍：

　　本作品通过颜色饱满、浓重、鲜润的丙烯颜料，加以时间的积累，一遍又一遍地在素纸上展现出饱满立体的心脏；利用刮刀对纸上的丙烯颜料进行加工，带给人血液流动般的视感。独特的绘画技法既展现出艺术性，又准确呈现出科学性。

人体解剖结构之美

RENTI JIEPOU JIEGOU ZHI MEI

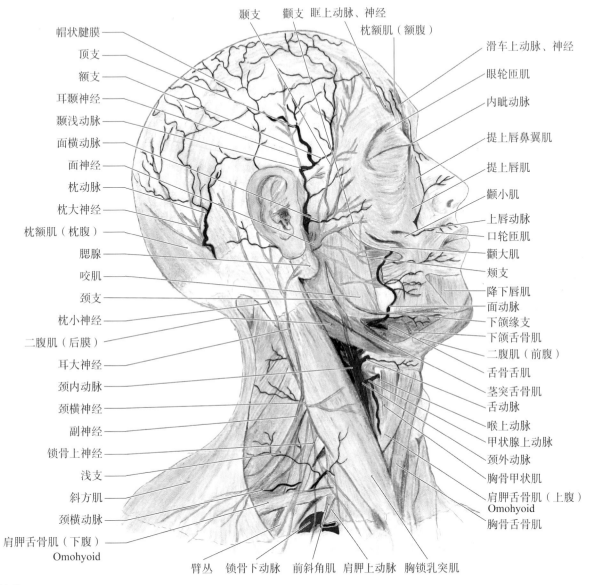

帽状腱膜
颞支　颧支　眶上动脉、神经
枕额肌（额腹）
顶支
滑车上动脉、神经
额支
眼轮匝肌
耳颞神经
内眦动脉
颞浅动脉
提上唇鼻翼肌
面横动脉
提上唇肌
面神经
颧小肌
枕动脉
上唇动脉
枕大神经
口轮匝肌
枕额肌（枕腹）
颧大肌
腮腺
颊支
咬肌
降下唇肌
颈支
面动脉
枕小神经
下颌缘支
二腹肌（后腹）
下颌舌骨肌
耳大神经
二腹肌（前腹）
颈内动脉
舌骨舌肌
颈横神经
茎突舌骨肌
副神经
舌动脉
锁骨上神经
喉上动脉
浅支
甲状腺上动脉
斜方肌
颈外动脉
颈横动脉
胸骨甲状肌
肩胛舌骨肌（上腹）
Omohyoid
肩胛舌骨肌（下腹）
胸骨舌骨肌
Omohyoid

臂丛　锁骨下动脉　前斜角肌　肩胛上动脉　胸锁乳突肌

作者姓名：章梦玲

院　　系：医学影像学院

班　　级：2017 级临床医学（医学影像）1 班

指导教师：史文浩

获　　奖：2018 年江西医学高等专科学校第一届解剖学绘图大赛 特别奖

作品介绍：

　　作品用细腻的笔法，描绘了头部静脉，包括面静脉、颞浅静脉、颈内静脉、颈外静脉、颈前和锁骨下静脉。

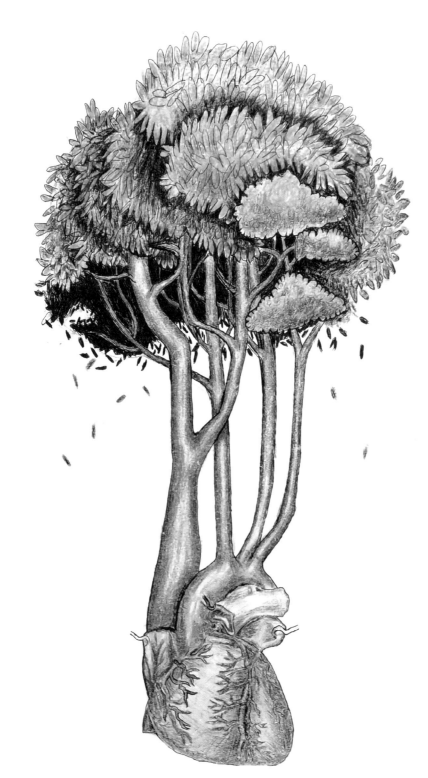

作者姓名：刘雨晴

院　　系：医学技术学院

班　　级：2018 级临床医学（医学美容）班

指导教师：陈俊群

获　　奖：2019 年江西医学高等专科学校第二届
　　　　　解剖绘图大赛 一等奖

作品介绍：

　　本作品通过抽象的形式，描绘了心脏对大脑的血液供应。红色代表动脉，蓝色代表静脉，树冠寓意着大脑，绿色更象征着生命之树常青。

　　心脏是人体最重要的器官之一，通过心脏的收缩和舒张运动，能为血液提供动力，将血液运送至全身各处。脑是人的高级神经中枢，是人的重要生命器官，它的耗氧量为全身的六分之一，血流量占全部心输出量的 13％～15％。充足的脑血流供应是保证脑部正常活动的首要条件。

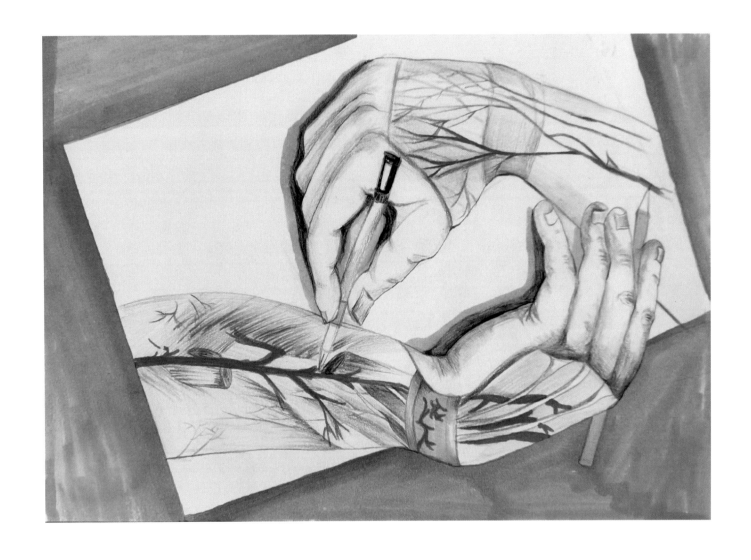

作者姓名：程子炜

院　　系：临床医学院

班　　级：2018 级临床医学 3 班

指导教师：史文浩

获　　奖：2019 年江西医学高等专科学校第二届解剖学绘图大赛 二等奖

作品介绍：

　　作者参考了意大利画家雷尼的名画，在原画的基础上进行了改动，不仅展现了人体之美，更将人体内部的器官和错综复杂的血管描绘出来。作者想借作品表达：人是大自然所创造的最精美的艺术品。研究人体，解开人体之谜是每个医学生的责任。

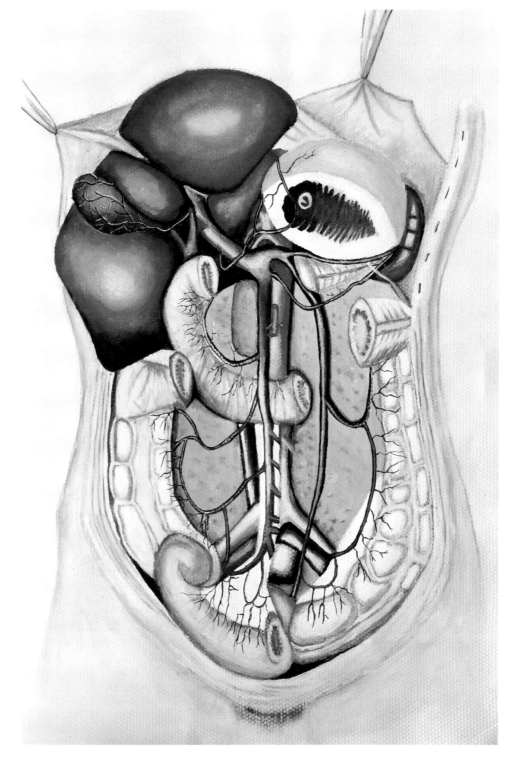

作者姓名：汪佳敏

院　　系：临床医学院

班　　级：2018 级临床医学
　　　　　（全科医学）1 班

指导教师：邱　江

获　　奖：2019 年江西医学
　　　　　高等专科学校第
　　　　　二届解剖学绘图
　　　　　大赛 二等奖

作品介绍：

　　本作品描绘了肝脏、肝门静脉及与相邻器官之间的关系。

　　肝门静脉，又称门静脉，是由消化道（胃、肠、胰、脾等）的毛细血管汇集，从肝门处入肝的一条静脉。肝门静脉的特点是两端都与毛细血管相连。肝脏可将有毒物质进行降解，故称排毒工厂。

撕心裂肺

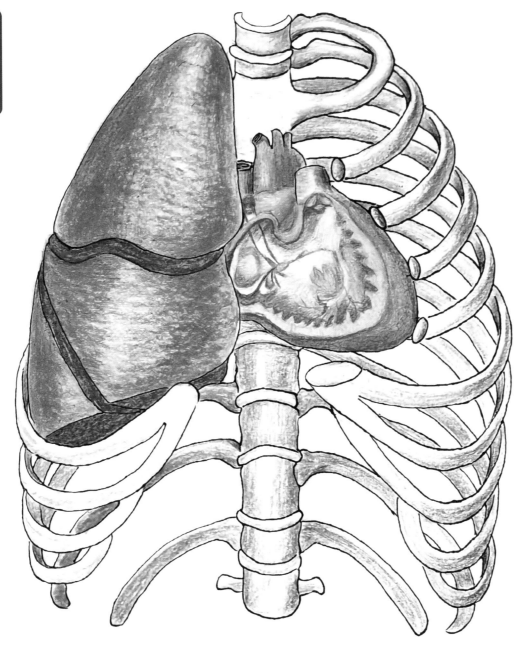

作者姓名：徐　琦

院　　系：医学技术学院

班　　级：2018 级医学美容技
　　　　　术班

指导教师：徐杨超

获　　奖：2019 年江西医学
　　　　　高等专科学校第二
　　　　　届解剖学绘图大赛
　　　　　三等奖

作品介绍：

　　本作品描绘了裸露的心脏和右肺，故名"撕心裂肺"。

　　心脏的主要功能是泵血，人体正常的血液循环主要是通过心脏完成的。

　　肺在人体的器官中非常重要，因为肺是气体交换的场所，所以通过肺的呼吸作用才能够不断吸进新鲜空气，排出浊气，从而维持生命活动。

陆

XUNHUAN XITONG

循环系统

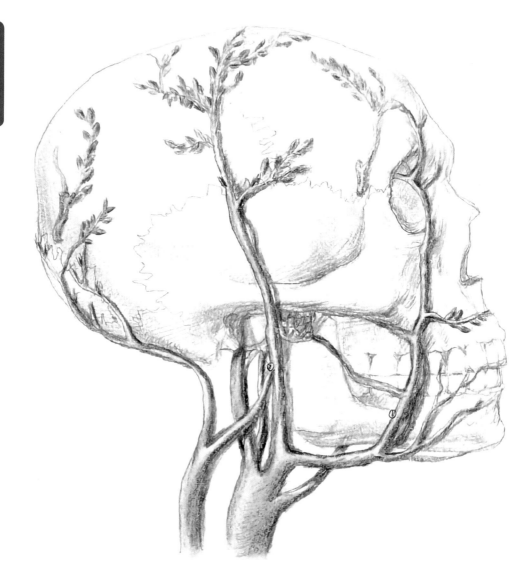

作者姓名：胡智姊

院　　系：医学技术学院

班　　级：2018 级临床医学（医学美容）班

指导教师：陈俊群

获　　奖：2019 年江西医学高等专科学校第二届解剖学绘图大赛 优秀奖

作品介绍：

　　面静脉起自内眦静脉，伴面动脉向下外，至下颌角下方接受下颌后静脉的前支至舌骨平面注入颈内静脉。面静脉收纳面前部软组织的静脉血。颈外静脉是颈部最大的浅静脉，在下颌角处由下颌后静脉的后支、耳后静脉和枕静脉汇合而成。颈外静脉收集面部和头皮的静脉血。

　　面静脉在面部的走行像一棵树，永远茂盛，树上每一片叶子都在顽强生长，也在延续着人类的希望，这就是本作品所要表达的含义吧！

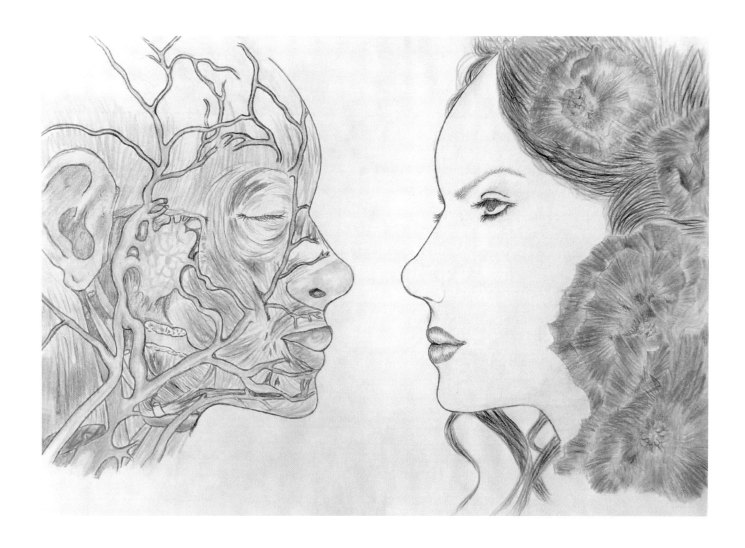

作者姓名：吴　兴

院　　系：医学影像学院

班　　级：2018 级医学影像技术班

指导教师：赵玉芳

获　　奖：2019 年江西医学高等专科学校第二届解剖学绘图大赛 二等奖

作品介绍：

　　美丽生命造就美丽人生，而美丽人生因勇于科学探索而伟大。作为医学生的我们，不仅要学好专业知识，更要敢于钻研，探索美丽生命的本真。借这幅作品表来响应"勤奋求实、精医崇德"的校训，从而造就我们的美丽人生。

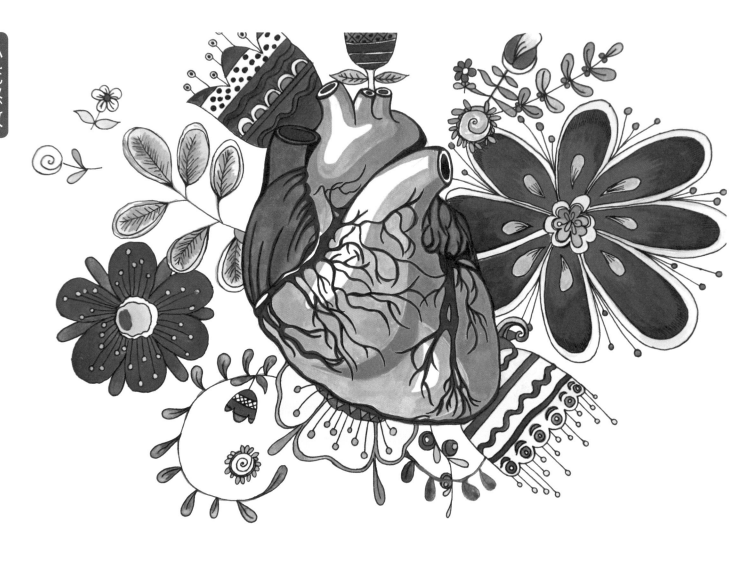

作者姓名：胡　馨

院　　系：临床医学院

班　　级：2018 级临床医学（全科医学）2 班

指导教师：邱　江

获　　奖：2019 年江西医学高等专科学校第二届解剖学绘图大赛 优秀奖

作品介绍：

　　心脏是人体最重要的器官之一，是人体的动力源，其主要功能是为血液流动提供动力，把血液运行至身体各个部分，为各器官提供营养物质和氧气，完成身体代谢需求。一颗健康的心脏，会让人体充满生机，活力十足。

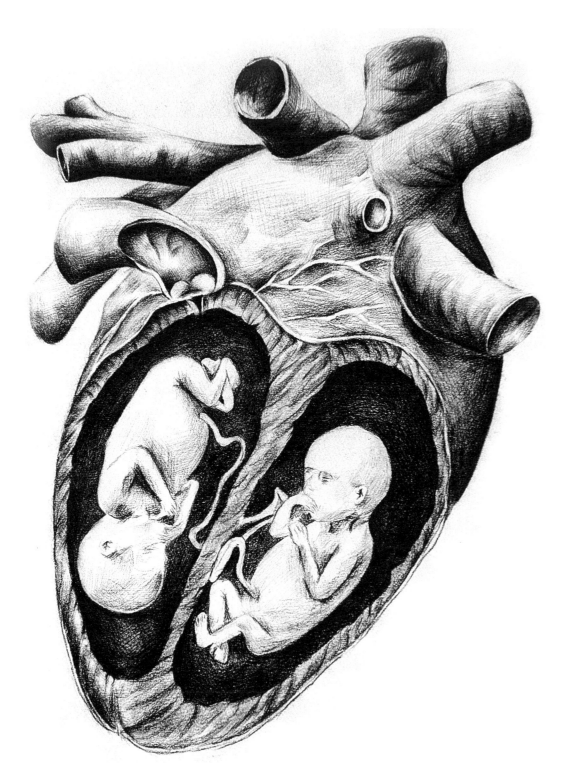

作者姓名：钟丽婷

院　　系：药学院

班　　级：2019 级药学 1 班

指导教师：宋晓东

获　　奖：2020 年江西医学高等专
　　　　　科学校第三届解剖学绘
　　　　　图大赛 优秀奖

作品介绍：

　　心脏的出现是生命的开始，心脏的跳动是生命的证明，喷涌的血液延续着生命。小小的一颗心脏掌握着生命的来去，我们敬畏着、珍惜着。

　　在 2020 年的新冠肺炎疫情中，一颗又一颗的心脏停止了跳动，冰冷的死亡数字揪住了跳动的心，生命是如此脆弱。

　　呱呱坠地的新生是"新"的希望，又是一颗又一颗跳动的心，离开了母胎，却成了那些略大的、跳动的心的牵挂。只愿在疫情中所有的心都能永远跳动不停！

陆 XUNHUAN XITONG　循 环 系 统

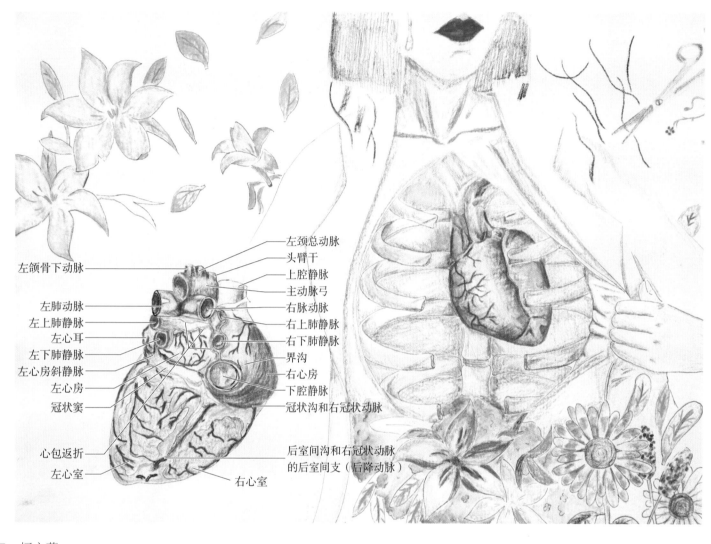

左颌骨下动脉
左肺动脉
左上肺静脉
左心耳
左下肺静脉
左心房斜静脉
左心房
冠状窦
心包返折
左心室

左颈总动脉
头臂干
上腔静脉
主动脉弓
右脉动脉
右上肺静脉
右下肺静脉
界沟
右心房
下腔静脉
冠状沟和右冠状动脉
后室间沟和右冠状动脉
的后室间支（后降动脉）
右心室

作者姓名：柯文茵

院　　系：临床医学院

班　　级：2018 级临床医学 1 班

指导教师：吴　坚

获　　奖：2019 年江西医学高等专科学校第二届解剖学绘图大赛 优秀奖

作品介绍：

　　一方有难八方支援，当武汉因新型冠状病毒肺炎疫情陷入危难时，全国各地的医务工作者积极响应国家号召，分批奔赴武汉，为这座城市送来了温暖。由于工作和病毒防护的需要，医务工作者纷纷由长发变短发，这些逆行者们踏着坚定的步伐，走向疫情防治第一线。当他们筑起长城，守卫在第一线时，作为医学生的我们应体会到医者仁心，在未来用自己的行动去巩固这座坚固的长城。

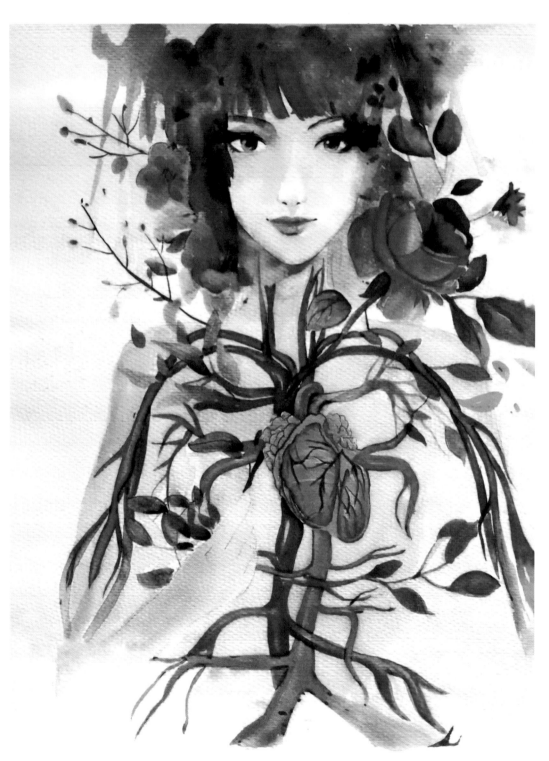

作者姓名：程子炜

院　　系：临床医学院

班　　级：2018 级临床医学 3 班

指导教师：史文浩

获　　奖：2019 年江西医学高等专
科学校第二届解剖学绘
图大赛 特别奖

作品介绍：

心灵美才是真的美。此图表现
了人体心脏大血管的分布和走行。

陆

XUNHUAN XITONG

循环系统

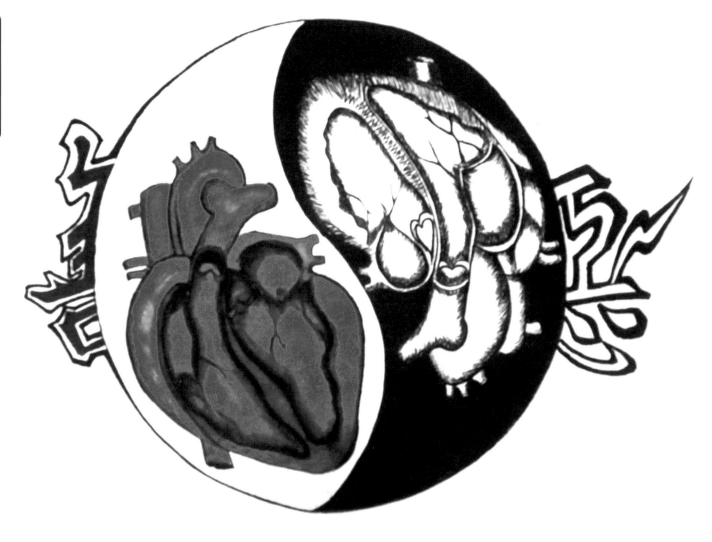

善恶两对半

人体解剖结构之美

RENTI JIEPOU JIEGOU ZHI MEI

作者姓名：盛叶子

院　　系：药学院

班　　级：2018 级药学 1 班

指导教师：肖文烨

获　　奖：2019 年江西医学高等专科学校第二届解剖学绘图大赛 特别奖

作品介绍：

　　人心人性原难测，红黑黑红相傍生，是善是恶谁知晓，是非正道心中留。红色的心，"黑色"的心，都是冠状动脉滋养着，同样是进右房向右室，入左房出左室，为什么颜色会截然不同。有阴亦有阳，有正亦有反，有善亦有恶。善恶不过一念之间。只愿岁月静好，心向正道。

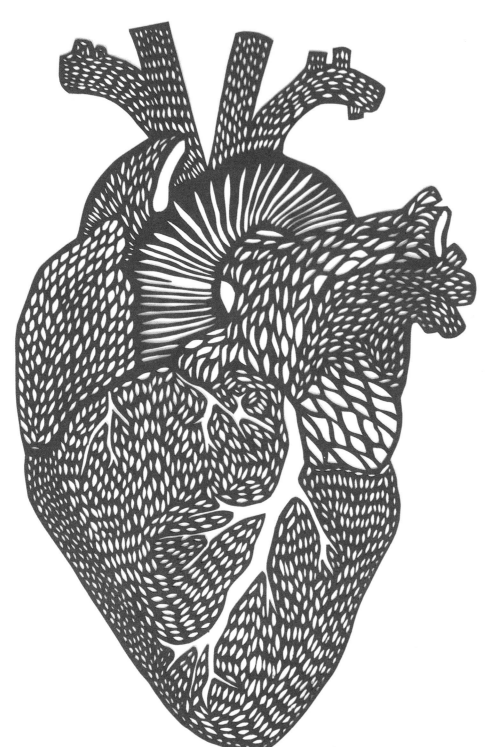

作者姓名：王雅倩

院　　系：医学技术学院

班　　级：2019 级医学检验技术 1 班

指导教师：赵玉芳

获　　奖：2020 年江西医学高等专科学校第
　　　　　三届解剖学绘图大赛 一等奖

作品介绍：

　　本作品采用中国传统文化剪纸，与解剖学结合便有了这幅作品。本作品表现的主题为心脏。心脏是人体最重要的器官之一，主要功能是为血液流动提供动力，把血液运行至身体各个部分。人类的心脏位于胸腔中部偏左下方，横膈之上，两肺间而偏左，体积约相当于一个拳头大小，外形像倒置的四棱锥。本作品采用红色的纸是因为剪纸最早是红色的窗花，同时心脏也是红色的，二者色彩正好相呼应。

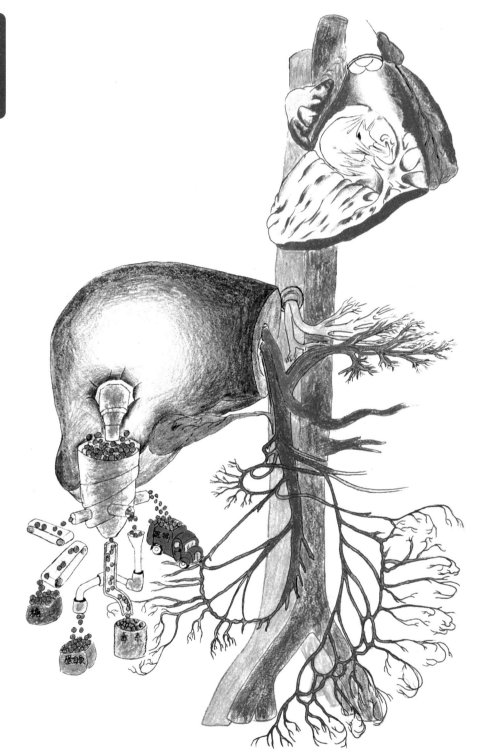

作者姓名：范小莹

院　　系：临床医学院

班　　级：2019 级临床医学（全科医学）
　　　　　1 班

指导教师：邱　江

获　　奖：2020 年江西医学高等专科学
　　　　　校第三届解剖学绘图大赛 优
　　　　　秀奖

作品介绍：

　　作品表现了心脏和肝脏的结构和功能，即心脏的形态及其内部解剖结构；肝右叶形态及其与胆囊的毗邻关系，肝左叶的分支和走行。作品揭示了心脏的泵血功能和肝的功能型和营养型的双重血供特点。

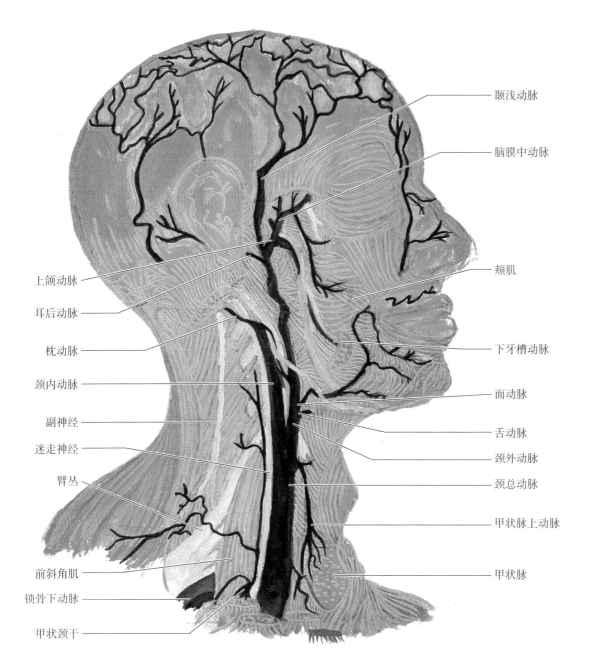

颞浅动脉

脑膜中动脉

颊肌

上颌动脉

耳后动脉

枕动脉

下牙槽动脉

颈内动脉

面动脉

副神经

舌动脉

迷走神经

颈外动脉

臂丛

颈总动脉

甲状脉上动脉

前斜角肌

锁骨下动脉

甲状脉

甲状颈干

作者姓名：王喆涵

院　　系：临床医学院

班　　级：2019 级康复治疗技
术班

指导教师：陈俊群

获　　奖：2020 年江西医学高
等专科学校第三届
解剖学绘图大赛 优
秀奖

作品介绍：

　　本作品描绘了头颈部的动脉分布。

　　颈总动脉是头颈部的动脉主干，左、右各一条。右颈总动脉起自头臂干，左颈总动脉直接起自主动脉弓。两侧颈总动脉均沿食管、气管和喉的外侧上升，到甲状软骨上缘处分为颈内动脉和颈外动脉。颈总动脉外侧有颈内静脉，两者间的后方有迷走神经，三者共同包于筋膜鞘内。

陆

XUNHUAN XITONG 循 环 系 统

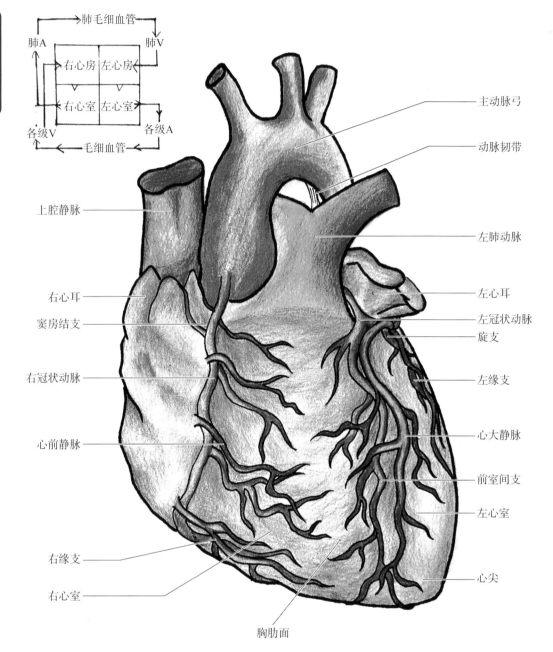

肺毛细血管

肺A ──→ 肺V

| 右心房 | 左心房 |
| 右心室 | 左心室 |

各级V ──→ 各级A

毛细血管

主动脉弓

动脉韧带

上腔静脉

左肺动脉

右心耳

左心耳

窦房结支

左冠状动脉

旋支

右冠状动脉

左缘支

心前静脉

心大静脉

前室间支

左心室

右缘支

右心室

心尖

胸肋面

作者姓名：谢　妍

院　　系：护理学院

班　　级：2019 级护理 5 班

指导教师：高　续

获　　奖：2020 年江西医学
　　　　　高等专科学校第
　　　　　三届解剖学绘图
　　　　　大赛 优秀奖

作品介绍：

　　作品为彩铅临摹的心脏正面观，主要体现心脏表面的组织形态。可清楚地表现出主动脉、上腔静脉、肺动脉、冠状动脉，以及心尖部、心耳等位置的走向。心脏为人体最重要的器官之一，主导着全身的血液循环，其为一个中空的肌性纤维性器官，形似倒置的前后稍扁的圆锥体，通体深红，犹如胸中正在燃烧着的炙热火焰。

人体解剖结构之美

RENTI JIEPOU JIEGOU ZHI MEI

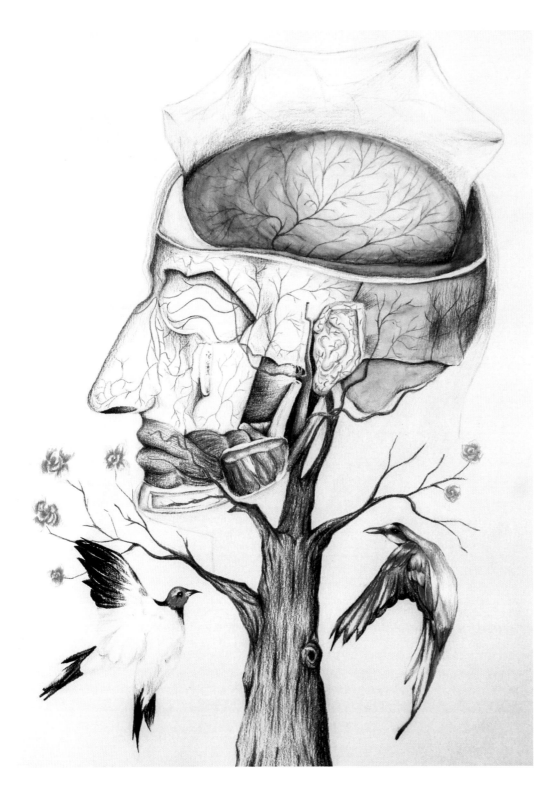

作者姓名：刘梦涵

院　　系：医学影像学院

班　　级：2019 级临床医学（医学
　　　　　影像）1 班

指导教师：史文浩

获　　奖：2020 年江西医学高等专
　　　　　科学校第三届解剖学绘
　　　　　图大赛 特别奖

作品介绍：

　　本幅作品将头部错综复杂的血
管与树的枝干相结合，血液在血管
中流动输布至全身各处，树也凭借
枝干输送营养并最终开出美丽的花
朵。熟练掌握头部血管的分布有助
于一些护理的实践操作，作者想借
此表达对生命的思考，使解剖图带
有更多的人文气息。

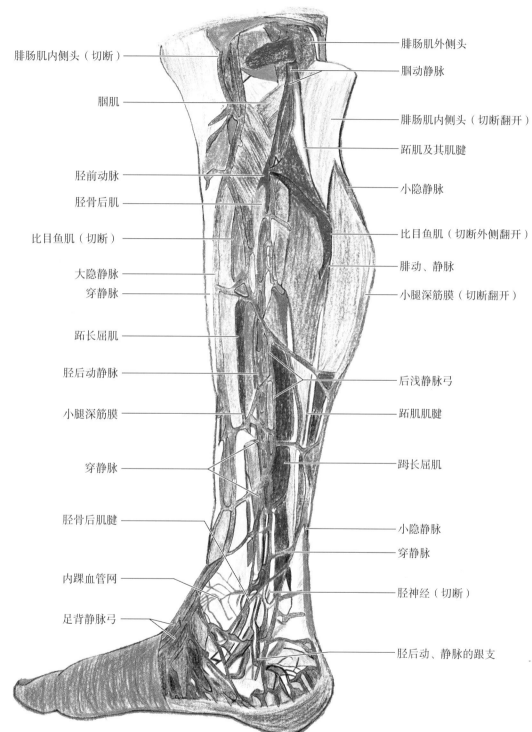

腓肠肌内侧头（切断）

腘肌

胫前动脉

胫骨后肌

比目鱼肌（切断）

大隐静脉

穿静脉

跖长屈肌

胫后动静脉

小腿深筋膜

穿静脉

胫骨后肌腱

内踝血管网

足背静脉弓

腓肠肌外侧头

腘动静脉

腓肠肌内侧头（切断翻开）

跖肌及其肌腱

小隐静脉

比目鱼肌（切断外侧翻开）

腓动、静脉

小腿深筋膜（切断翻开）

后浅静脉弓

跖肌肌腱

蹈长屈肌

小隐静脉

穿静脉

胫神经（切断）

胫后动、静脉的跟支

作者姓名：谢活生

院　　系：医学影像学院

班　　级：2020 级临床医学
　　　　　（医学影像）2 班

指导教师：史文浩

获　　奖：2021 年江西医学
　　　　　高等专科学校第
　　　　　四届解剖学绘图
　　　　　大赛 二等奖

作品介绍：

　　作品采用最简单的彩铅笔绘图方法，以人体的下肢小腿为例，展示腿部从上至下的静脉血液回流过程。作者通过绘制小腿静脉血液回流的直观过程，让大家对静脉血液的运转过程有一个全面的了解和深层次的认识。

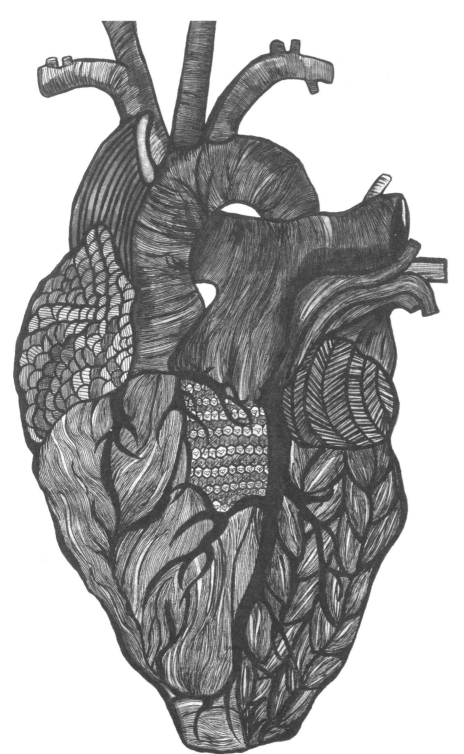

作者姓名：索思思

院　　系：药学院

班　　级：2020 级药学 2 班

指导教师：宋晓东

获　　奖：2021 年江西医学高等专科学校第四届解
　　　　　剖学绘图大赛 三等奖

作品介绍：

　　每次专心致志做事，都会有不错的收获。生活中我们不仅要有一颗善良的心，去帮助身边的人；更要有一颗赤子红心，去爱自己的国家。我们需要用细腻的心思去做好每一件小事，善待每一个人，为建设伟大的祖国增砖加瓦。

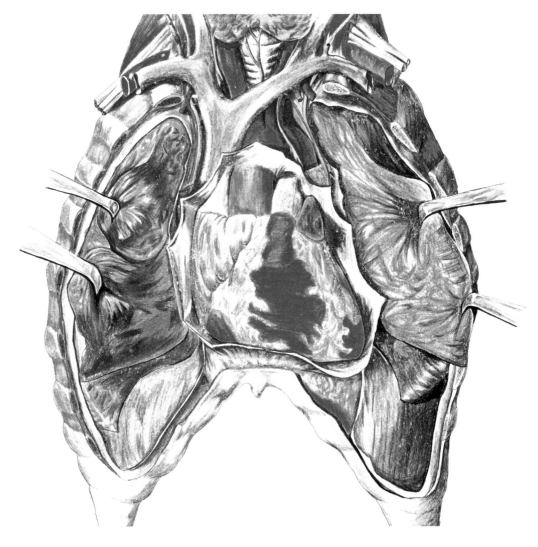

作者姓名：叶森鑫

院　　系：医学影像学院

班　　级：2020 级临床医学（医学影像）1 班

指导教师：史文浩

获　　奖：2021 年江西医学高等专科学校第四届解剖学绘图大赛 三等奖

作品介绍：

　　心位于胸腔的中纵隔内，约 2/3 在正中线的左侧，1/3 在正中线的右侧。心的上方与出入心的大血管相连；心的下方邻膈，心的前方大部分被肺和胸膜所遮盖，只有小部分与胸骨体和左侧第 2~6 肋软骨相邻，心的后方有食管和胸主动脉，心的两侧与纵隔胸膜、胸膜腔和肺相邻。

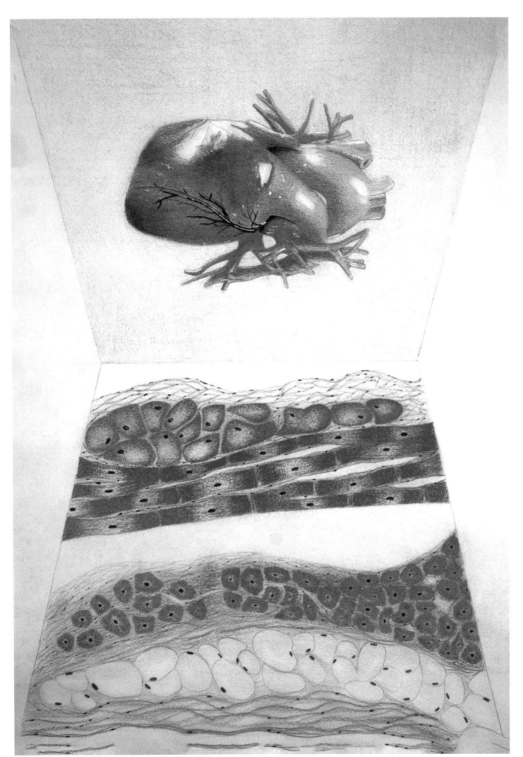

作者姓名：钟丽萍

院　　系：护理学院

班　　级：2020 级护理 4 班

指导教师：范淑玲

获　　奖：2021 年江西医学高等专科
　　　　　学校第四届解剖学绘图大赛
　　　　　三等奖

作品介绍：

　　作品应用彩绘技术，描绘出宏观的心脏外形与微观的心壁组织结构。宏观下心与大血管色彩分明，结构明确；微观下可以看到心壁包括心内膜、心肌膜和心外膜，其中内皮与间皮线条清晰，内皮下层与心肌组织色彩分明，心外膜中脂肪细胞与结缔组织形态明确。作品将宏观与微观相结合，使学生对心的形态与心壁的结构形成整体性认识。

陆

XUNHUAN XITONG

循环系统

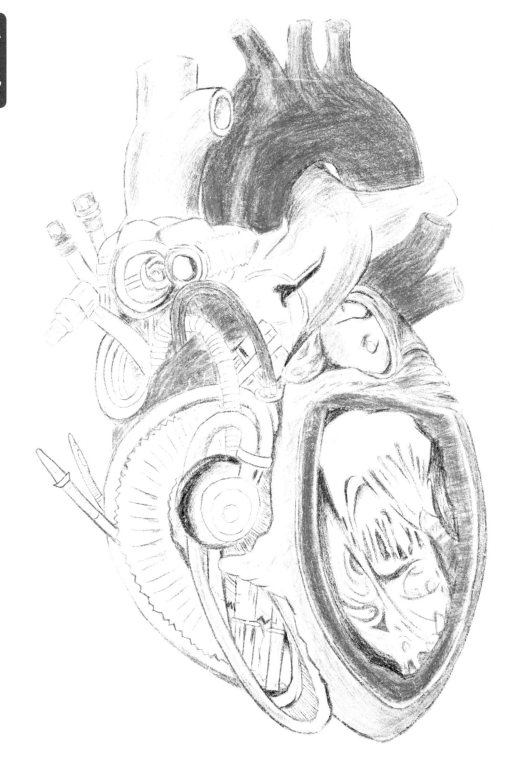

心『机』

作者姓名：徐依琳

院　　系：护理学院

班　　级：2020 级助产班

指导教师：赵玉芳

获　　奖：2021 年江西医学高等专科学校第四届解剖学绘图大赛 优秀奖

作品介绍：

　　人的心脏就像是一个泵血的装置，时时刻刻都在推进全身的血液循环，维持各种器官的代谢。作品展示的心脏带泵是指心脏的泵血功能部位出现了问题，然后通过手术来给心脏安装了一个泵，来代替原先出问题的心脏泵血部位。血液在肺内接受氧气后流入心脏的左侧，经左心房至左心室再射入动脉血管内，通过主动脉及其分支将血液输送到身体各个部位，为人体提供氧气和营养成分。

人体解剖结构之美

RENTI JIEPOU JIEGOU ZHI MEI

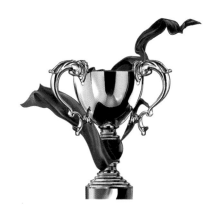

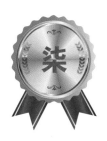

感觉器官

勤奋求实
精医崇德

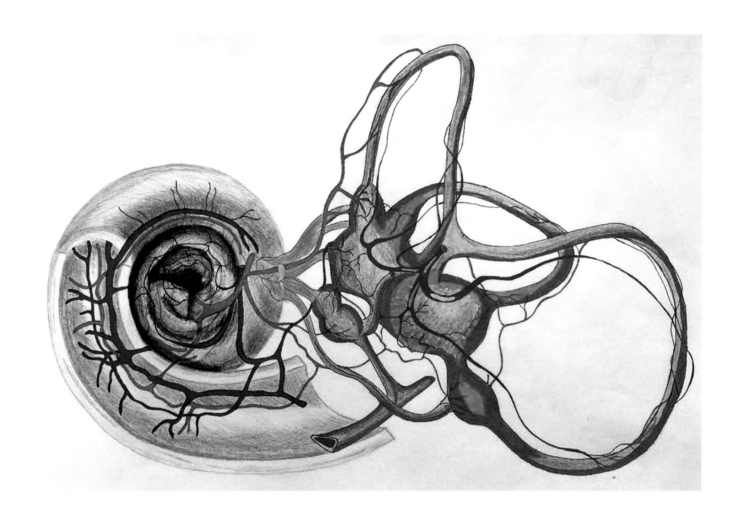

作者姓名：章梦玲

院　　系：医学影像学院

班　　级：2017 级临床医学（医学影像）1 班

指导教师：史文浩

获　　奖：2018 年中国解剖学会科普工作委员会"于泽杯"首届全国医学生解剖绘图大赛 二等奖

作品介绍：

　　蜗螺旋管又名骨蜗管，是由骨密质围成的骨管。

　　蜗螺旋管的组成：骨螺旋板由蜗轴凸向蜗螺旋管内，此板未达蜗螺旋管的外侧壁，其缺空处由膜迷路的蜗管填补封闭。近蜗顶侧的管腔起自前庭称为前庭阶，中间是膜蜗管，近蜗底侧者为鼓阶。鼓阶在蜗螺旋管起始处的外侧壁上有蜗窗，为第二鼓膜所封闭，与鼓室相隔。前庭阶和鼓阶内均含外淋巴结，在蜗顶处借蜗孔彼此相通。

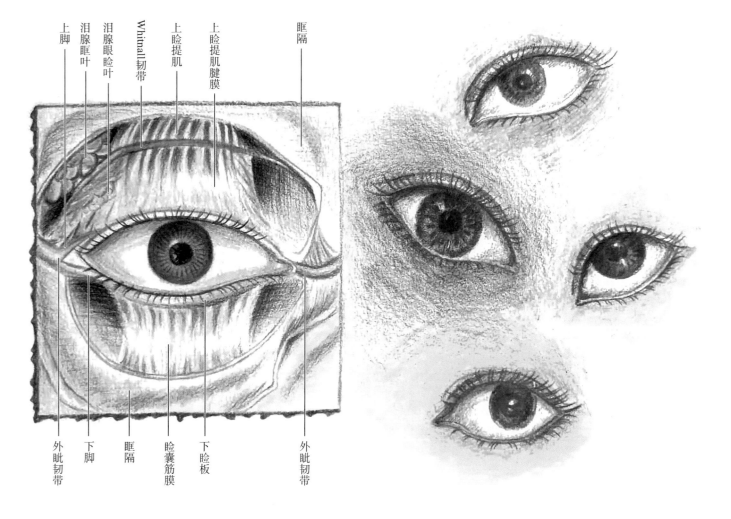

上脚
泪腺眶叶
泪腺眼睑叶
Whitnall韧带
上睑提肌
上睑提肌腱膜
眶隔

外眦韧带
下脚
眶隔
睑囊筋膜
下睑板
外眦韧带

作者姓名：茅卢瑶

院　　系：医学技术学院

班　　级：2017 级临床医学（医学美容）班

指导教师：徐杨超

获　　奖：2018 年江西医学高等专科学校第一届解剖绘图大赛 二等奖

作品介绍：

　　"眼睛是心灵的窗户"，面对一双双形态、神态各异的眼睛，人们似乎总对双眼皮更青睐。在医学美容飞速发展的当下，"重睑术"也成了整形美容外科最常见的手段之一。对于整形专业医生来说，眼睛解剖结构是手术基础，无论采取何种术式，其基本原理都是一样的。左图为解剖的层次结构，包括内外眦韧带、眶隔、上睑提肌、上下睑板等；右图为日常生活中看到的一双双迷人的眼睛，选取了不同瞳孔颜色、不同形态、不同角度的眼睛，使画面更加和谐生动。

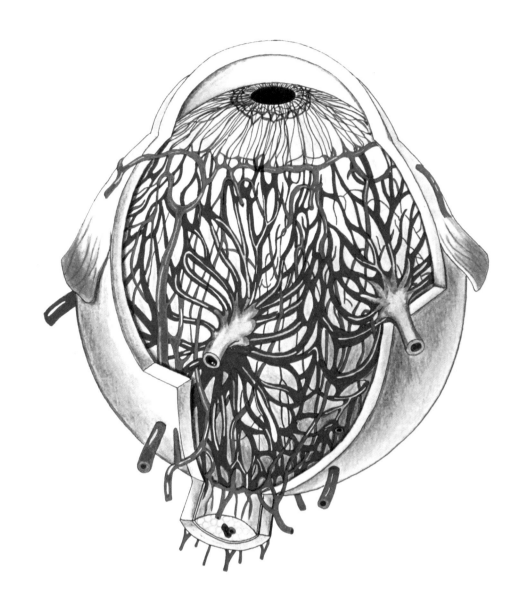

作者姓名：章梦玲

院　　系：医学影像学院

班　　级：2017 级临床医学（医学影像）1 班

指导教师：史文浩

获　　奖：2018 年江西医学高等专科学校第三届解剖学绘图大赛 特别奖

作品介绍：

　　本作品描绘了眼球的结构及血管神经分布，绘出了角膜、巩膜静脉窦、瞳孔、虹膜动脉大环、虹膜动脉小环、睫前动脉、涡静脉、巩膜、睫后长动脉、睫后短动脉、视网膜中央静脉、视网膜中央动脉，力求通过完美的线条以更好地呈现眼球之美。

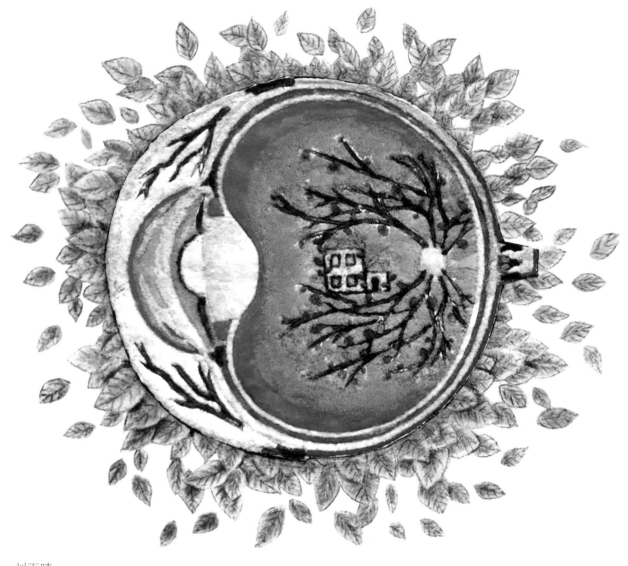

作者姓名：刘雨晴

院　　系：医学技术学院

班　　级：2018 级临床医学（医学美容）班

指导教师：陈俊群

获　　奖：2019 年江西医学高等专科学校第二届解剖学绘图大赛 特别奖

作品介绍：

　　本作品利用沙画展示人眼的基本结构。眼球由内向外可分为视网膜、血管膜、纤维膜。眼底的血管像一棵生机勃勃的绿树，给人以生的气息。

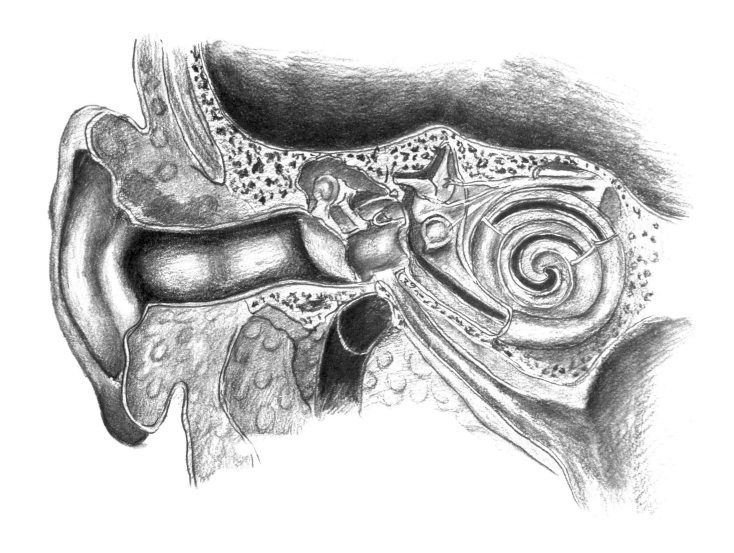

作者姓名：廖闰平

院　　系：临床医学院

班　　级：2019 级康复治疗技术班

指导教师：陈俊群

获　　奖：2020 年江西医学高等专科学校第三届解剖学绘图大赛 优秀奖

作品介绍：

　　本作品描绘了耳的构成。

　　耳由外耳、中耳、内耳三部分共同构成。外耳、中耳、内耳相互协调、和谐共处，各司其职，共同完成传导声波、产生听觉的功能。耳带给人类一个奇妙的有声世界。

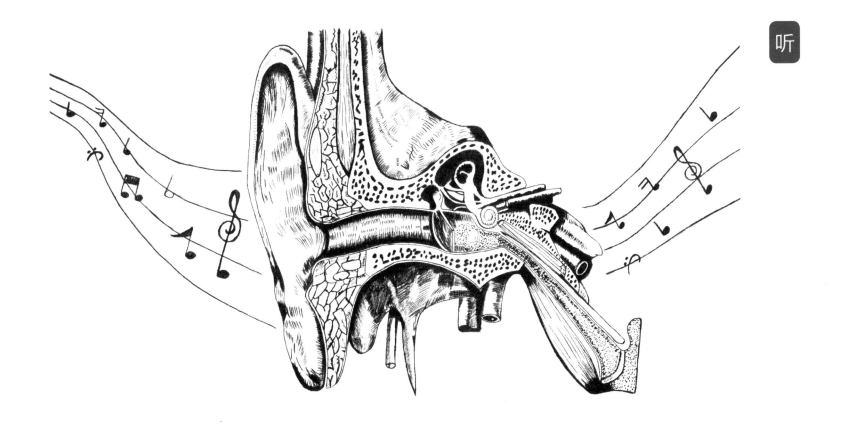

听

作者姓名：陈佳佳

院　　系：护理学院

班　　级：2020 级助产班

指导教师：赵玉芳

获　　奖：2021 年江西医学高等专科学校第四届解剖学绘图大赛 三等奖

作品介绍：

　　本画主题为"听"，展示的是耳朵的切面图以及部分有关的内部结构。

　　耳朵结构可分成三部分：外耳、中耳、内耳。外耳包括耳郭、外耳道、鼓膜三部分。中耳包括鼓室、咽鼓管、乳突窦、乳突小房，鼓室内有三块听小骨。内耳是接受声波和位置觉刺激的感受器，由一系列复杂的管腔所组成，亦称迷路，有骨迷路和膜迷路之分。

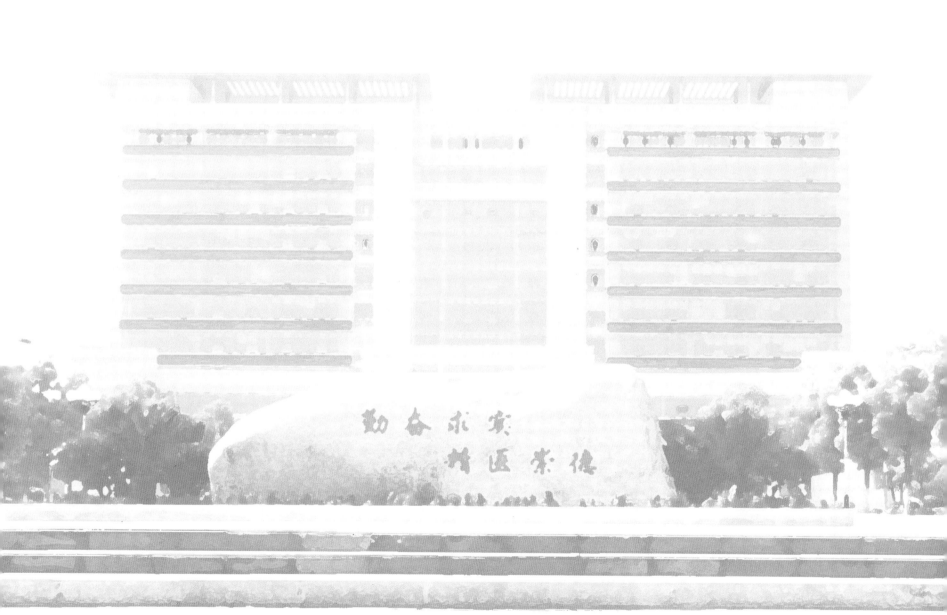

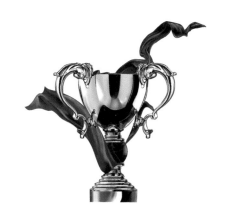

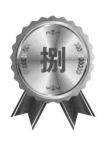

神经系统

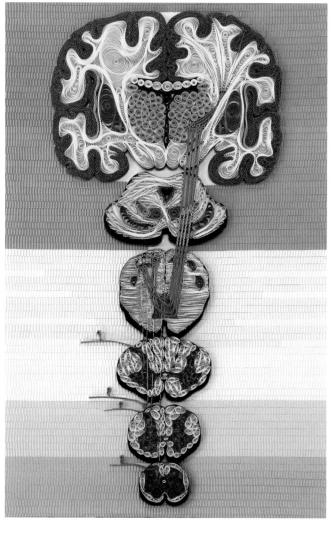 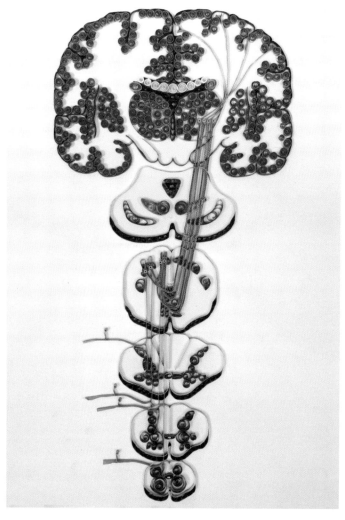

作者姓名：郑湘琳

院　　系：临床医学院

班　　级：2019 级临床医学 2 班

指导教师：史文浩

获　　奖：2020 年全国卫生职业教育解剖学专业研究会第二届"中博杯"解剖绘图大赛 一等奖

作品介绍：

　　本作品使用衍纸技艺展示了意识性本体感觉传导通路的主要组成，通过色彩的变化将人类感知与自然相结合。意识性本体感觉传导通路是传导深感觉之间各个肌腱、关节的位置觉、运动觉、振动觉和浅感觉中的精细触觉的神经冲动路径。

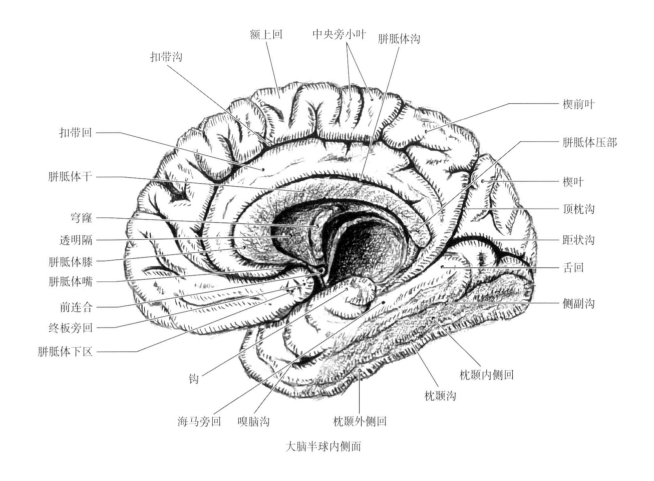

额上回　中央旁小叶　胼胝体沟

扣带沟

扣带回

胼胝体干

穹窿

透明隔

胼胝体膝

胼胝体嘴

前连合

终板旁回

胼胝体下区

钩

海马旁回　嗅脑沟　枕颞外侧回

楔前叶

胼胝体压部

楔叶

顶枕沟

距状沟

舌回

侧副沟

枕颞内侧回

枕颞沟

大脑半球内侧面

作者姓名：陈　旭

院　　系：临床医学院

班　　级：2017 级临床医学 2 班

指导教师：吴　坚

获　　奖：2018 年江西医学高等专科学校第一届解剖学绘图大赛 三等奖

作品介绍：

　　人脑可分为 6 个部分，即大脑、间脑、小脑、中脑、脑桥、延髓。大脑主要包括左、右大脑半球，是中枢神经系统的最高级部分。人类的大脑是在长期进化过程中发展起来的思维和意识的器官。左、右大脑半球由胼胝体相连。每个半球有三个面，即膨隆的背外侧面、垂直的内侧面和凹凸不平的底面。在半球的内侧面，有顶枕沟从后上方斜向前下方；距状沟由后部向前连顶枕沟，向后达枕极附近。

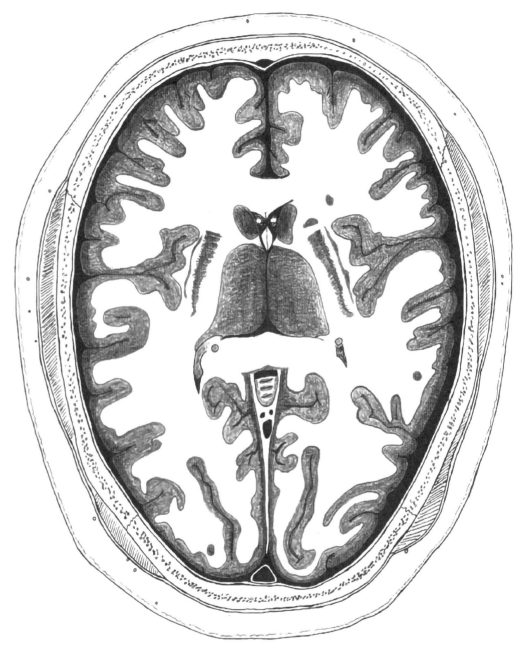

断层内的魔鬼

作者姓名：钟露露

院　　系：医学影像学院

班　　级：2016 级临床医学
　　　　　（医学影像）2 班

指导教师：史文浩

获　　奖：2018 年江西医学
　　　　　高等专科学校第
　　　　　一届解剖学绘图
　　　　　大赛 三等奖

作品介绍：

　　此图取自经胼胝体压部的横断层，由小脑蚓、小脑幕、顶枕沟、距状沟等共同组成形状似魔鬼的图案。小脑蚓内部作为魔鬼的头，顶枕沟作为双手，距状沟作为双脚。依据此图案特点，故称为"断层内的魔鬼"。

人体解剖结构之美

RENTI JIEPOU JIEGOU ZHI MEI

作品名称：**人有两件宝 双手和大脑**

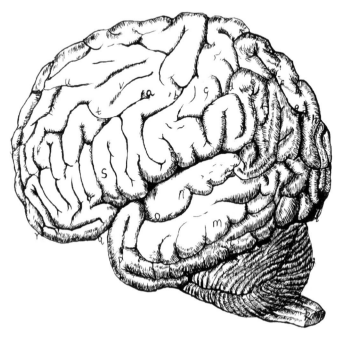

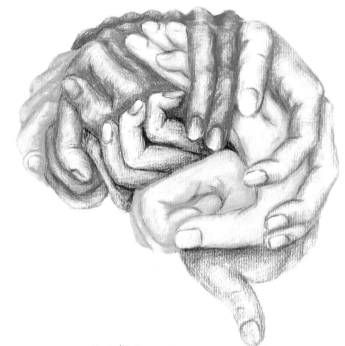

a. 中央前回　b. 中央沟　c. 中央后回　d. 中央后沟　e. 缘上回
f. 顶内沟　g. 角回　h. 顶枕沟　i. 枕极　j. 小脑　k. 延髓　l. 颞下回
m. 颞中回　n. 颞上回　o. 颞上沟　p. 颞极　q. 大脑外侧沟　r. 额极
s. 额下回　t. 额中回　u. 额上回　v. 中央前沟

作品解释：大脑是一切思维活动的物质基础，大脑会思考，双手会劳动。大脑支配人的一切生命活动。

18美技
郭咪咪

作者姓名：郭咪咪

院　　系：医学技术学院

班　　级：2018 级医学美容技术班

指导教师：徐杨超

获　　奖：2019 年江西医学高等专科学校第二届解剖学绘图大赛 二等奖

作品介绍：

　　本作品通过手指的握屈优点，巧妙地用手指呈现出了大脑的轮廓和沟回结构。既形象生动，又别有新意。

　　大脑是一切思维活动的物质基础，大脑会思考，双手会劳动。大脑支配人的一切生命活动。

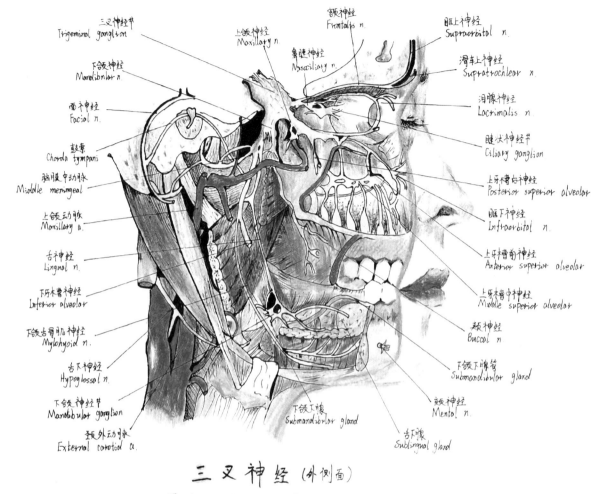

三叉神经（外侧面）
The trigeminal nerve. Lateral aspect.

三叉神经节
Trigeminal ganglion

下颌神经
Mandibular n.

面神经
Facial n.

鼓索
Chorda tympani

脑膜中动脉
Middle meningeal

上颌动脉
Maxillary a.

舌神经
Lingual n.

下牙槽神经
Inferior alveolar

下颌舌骨肌神经
Mylohyoid n.

舌下神经
Hypoglossal n.

下颌神经节
Mandibular ganglion

颈外动脉
External carotid a.

上颌神经
Maxillary n.

鼻睫神经
Nasociliary n.

额神经
Frontalis n.

眶上神经
Supraorbital n.

滑车上神经
Supratrochlear n.

泪腺神经
Lacrimalis n.

睫状神经节
Ciliary ganglion

上牙槽后神经
Posterior superior alveolar

眶下神经
Infraorbital n.

上牙槽前神经
Anterior superior alveolar

上牙槽中神经
Middle superior alveolar

颊神经
Buccal n.

下颌下腺管
Submandibular gland

颏神经
Mental n.

下颌下腺
Submandibular gland

舌下腺
Sublingual gland

三叉神经 (外侧面)
The trigeminal nerve. Lateral aspect.

作者姓名：房亚瑱

院　　系：医学技术学院

班　　级：2018 级医学检验技术班

指导教师：徐杨超

获　　奖：2019 年江西医学高等专科学校第二届解剖学绘图大赛 三等奖

作品介绍：

　　本作品描绘了三叉神经的外侧面。

　　三叉神经为混合性神经，是第五对脑神经，也是面部最粗大的神经。三叉神经含有一般躯体感觉和特殊内脏运动两种纤维，可支配脸部、口腔、鼻腔的感觉和咀嚼肌的运动，并将头部的感觉信息传送至大脑。三叉神经的常见病是三叉神经痛，临床上检查三叉神经时，常在眶上切迹、眶上孔和额孔部位按压。

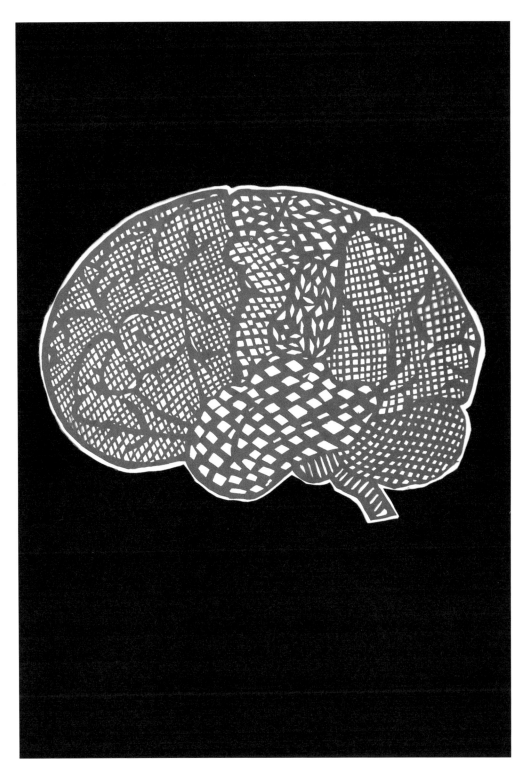

作者姓名：刘庭伟

院　　系：药学院

班　　级：2019 级药学 1 班

指导教师：宋晓东

获　　奖：2020 年江西医学高等专科
　　　　　学校第三届解剖学绘图大赛
　　　　　二等奖

作品介绍：

　　本作品的创作形式为纸雕，用刻刀在红纸上雕刻出不同形状和密度的图案，展示了侧视下脑部的分区结构，其中包含额叶、顶叶、颞叶、枕叶、小脑、脑干。

　　纸雕艺术的镂空特点赋予了大脑灵动纯粹的艺术形象，同时也为解剖结构的呈现方式增添了更多新意。相信那抹靓丽的中国红底色，也会为我们的医学生活增添色彩！

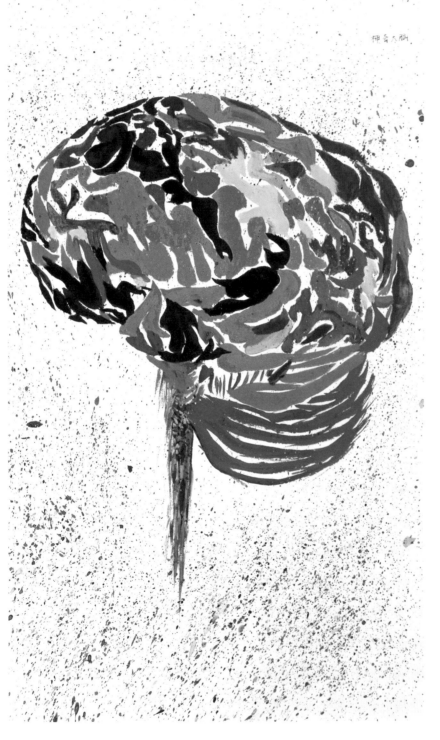

作者姓名：廖闰平

院　　系：临床医学院

班　　级：2019 级康复治疗技术班

指导教师：陈俊群

获　　奖：2020 年江西医学高等专科学
校第三届解剖学绘图大赛 优
秀奖

作品介绍：

　　脑位于颅腔内，由大脑、小脑、间脑、中脑、脑桥和延髓 6 个部分组成。如果把身体比作是一个军队的话，那大脑就是人体的"最高指挥官"。它负责支配神经进行各种活动，我们一个微笑的面部表情、一次手指活动，都是依靠大脑发出的指令来完成的。大脑是一个非常神奇的器官，知识的灌注，五彩缤纷的放射与传输都要依靠它。

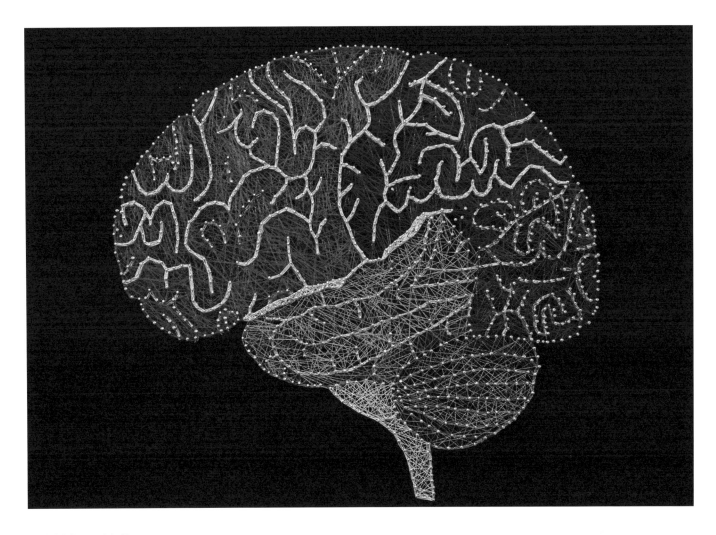

作者姓名：刘庭伟

院　　系：药学院

班　　级：2019 级药学 1 班

指导教师：宋晓东

获　　奖：2020 年江西医学高等专科学校第三届解剖学绘图大赛 特别奖

作品介绍：

　　本作品为钉子绕线画，以木板作纸、铁锤代笔、钉线为墨，纯手工制作，将每一枚铁钉敲入木板，清晰地展示了人类大脑侧视下的分区结构。

　　其中红色部分为额叶，蓝色部分为顶叶，绿色部分为颞叶，紫色部分为枕叶，棕色部分为小脑，金色部分为脑干。丝线与钉互相交织，紧密缠绕，排列错落有致，色彩五彩缤纷，象征着大脑纷飞的思绪，勾勒出"智慧之脑"的完美画面。

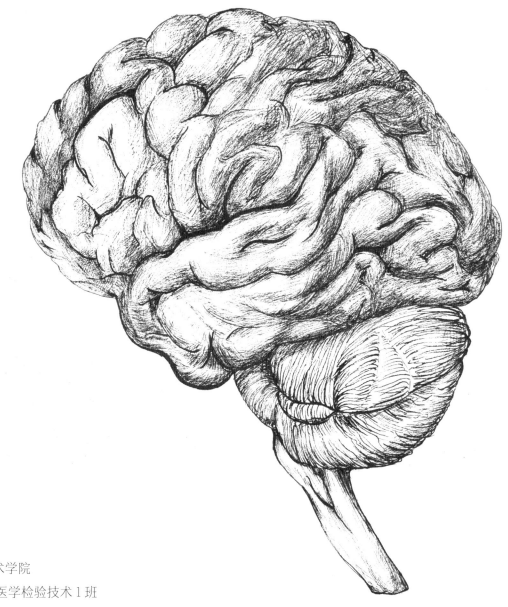

作者姓名：尹章雅

院　　系：医学技术学院

班　　级：2020 级医学检验技术 1 班

指导教师：邱　江

获　　奖：2021 年江西医学高等专科学校第四届解剖学绘图大赛 优秀奖

作品介绍：

　　中央前回是躯体运动区。中央后回是躯体感觉区。包绕外侧沟后端的大脑回称缘上回。围绕颞上沟末端的大脑回称角回。在颞叶上，外侧沟的下方有与其平行的颞上沟和颞下沟，两沟把颞叶分为颞上回和颞下回。自颞上回转入外侧沟的部分有两条横行的大脑回称颞横回。

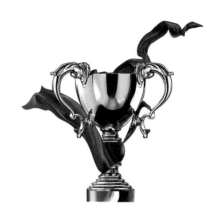

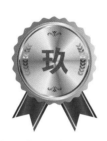

整 体

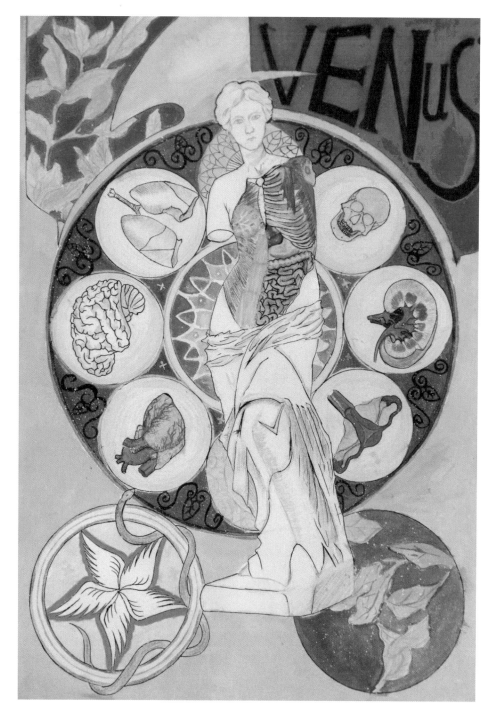

作者姓名：林　然

院　　系：护理学院

班　　级：2019 级护理 2 班

指导教师：肖文烨

获　　奖：2020 年江西医学高等
　　　　　专科学校第三届解剖
　　　　　学绘图大赛 优秀奖

作品介绍：

　　人体是一个复杂精妙的"机器"，由多个系统组成，而组成系统的各个器官都具有不同的功能，让我们能在这大千世界生存下来。对人体来说，心脏是人体很重要的器官，没有它就没有生命的延续；子宫孕育着生命；肾脏能代谢废物；颅骨能保护我们的脑；肺帮助我们呼吸；而脑的功能更强大，强大到三言两语根本说不完……它们各司其职，共同组成了人体。女神维纳斯用她的身躯向世界展现她的美，人类用智慧展现人体从内到外、从细胞到器官的美。

人体解剖结构之美

RENTI JIEPOU JIEGOU ZHI MEI

附录：获奖作品列表

序号	作品名称	指导老师	姓名	所在班级	获奖	获奖时间
1	衍变——头面部素描	范淑玲	王梦茹	2019 级中药学班	中国解剖学会科普工作委员会"日升恒隆杯"第三届全国医学生解剖绘图大赛 一等奖	2020 年
2	生命在于运动——中国传统技艺（面塑）	徐杨超	汪 艳	2019 级医学美容技术班	中国解剖学会"国希望杯"第二届解剖绘图大赛 二等奖	2020 年
3	手部的"奥秘"——瀑布卡片小机关	宋晓东	周美芳	2019 级药学 2 班	中国解剖学会"国希望杯"第二届解剖绘图大赛 二等奖	2020 年
4	1/2 女性的解剖结构	徐杨超	郭咪咪	2018 级医学美容技术班	中国解剖学会科普工作委员会"于泽杯"解剖绘图大赛 优秀奖	2019 年
5	医学幻想夜	邱 江	凌 翔	2019 级临床医学（病理方向）班	全国卫生职业教育解剖学专业研究会第二届"中博杯"解剖绘图比赛 二等奖	2020 年
6	从颈部触诊看各肌群	吴 坚	艾兆琳	2016 级临床医学 1 班	江西医学高等专科学校第一届解剖学绘图大赛 一等奖	2018 年
7	躯干浅层肌	邱 江	叶晨敏	2014 级高职影像技术 2 班	江西医学高等专科学校第一届解剖学绘图大赛 二等奖	2018 年
8	面部肌肉图	肖文烨	覃 慧	2017 级药学 2 班	江西医学高等专科学校第一届解剖学绘图大赛 三等奖	2018 年
9	手骨（一）	徐杨超	喻晓玭	2016 级医学美容技术班	江西医学高等专科学校第一届解剖学绘图大赛 优秀奖	2018 年
10	肌生花	史文浩	夏子乔	2018 级临床医学（医学影像）2 班	江西医学高等专科学校第二届解剖学绘图大赛 一等奖	2019 年
11	庄生梦蝶	肖文烨	盛叶子	2018 级药学 1 班	江西医学高等专科学校第二届解剖学绘图大赛 三等奖	2019 年
12	川剧变脸	宋晓东	曾 俊	2018 级临床医学（病理方向）班	江西医学高等专科学校第二届解剖学绘图大赛 优秀奖	2019 年

序号	作品名称	指导老师	姓名	所在班级	获 奖	获奖时间
13	蓝色多"瑙"河	邱 江	胡 馨	2018 级临床医学（全科医学）2 班	江西医学高等专科学校第二届解剖学绘图大赛 优秀奖	2019 年
14	观，"话颅"	张可丽	占家盛	2018 级眼视光技术班	江西医学高等专科学校第二届解剖学绘图大赛 优秀奖	2019 年
15	情同手足	史文浩	方宏勇	2018 级临床医学（医学影像）1 班	江西医学高等专科学校第二届解剖学绘图大赛 优秀奖	2019 年
16	头颈肌	邱 江	王 盼	2018 级临床医学（全科医学）1 班	江西医学高等专科学校第二届解剖学绘图大赛 优秀奖	2019 年
17	瑜伽解剖	邱 江	王 盼	2018 级临床医学（全科医学）1 班	江西医学高等专科学校第二届解剖学绘图大赛 优秀奖	2019 年
18	生命的舞蹈	邱 江	胡 馨	2018 级临床医学（全科医学）2 班	江西医学高等专科学校第二届解剖学绘图大赛 特别奖	2019 年
19	比心	宋晓东	周美芳	2019 级药学 2 班	江西医学高等专科学校第三届解剖学绘图大赛 三等奖	2020 年
20	以丢勒之名	赵玉芳	吴僖俣	2019 级护理 3 班	江西医学高等专科学校第三届解剖学绘图大赛 三等奖	2020 年
21	百媚生	高 绩	谢 妍	2019 级护理 5 班	江西医学高等专科学校第三届解剖学绘图大赛 优秀奖	2020 年
22	愿	肖文烨	周海燕	2019 级护理 2 班	江西医学高等专科学校第三届解剖学绘图大赛 特别奖	2020 年
23	半面	邱 江	杨 姝	2020 级康复治疗技术班	江西医学高等专科学校第四届解剖学绘图大赛 二等奖	2021 年
24	骨蝶	赵玉芳	麦文蔚	2020 级护理 6 班	江西医学高等专科学校第四届解剖学绘图大赛 三等奖	2021 年
25	手骨（二）	赵玉芳	李梦琦	2020 级助产班	江西医学高等专科学校第四届解剖学绘图大赛 优秀奖	2021 年

序号	作品名称	指导老师	姓名	所在班级	获　奖	获奖时间
26	冥想	宋晓东	余　婧	2020 级药学 2 班	江西医学高等专科学校第四届解剖学绘图大赛 优秀奖	2021 年
27	头颅	邱　江	刘　超	2020 级康复治疗技术班	江西医学高等专科学校第四届解剖学绘图大赛 优秀奖	2021 年
28	虚荣	邱　江	曾星星	2020 级医学检验技术 1 班	江西医学高等专科学校第四届解剖学绘图大赛 三等奖	2021 年
29	头部肌肉	赵玉芳	毛馨月	2020 级护理 7 班	江西医学高等专科学校第四届解剖学绘图大赛 优秀奖	2021 年
30	背影	邱　江	蓝一璋	2020 级康复治疗技术班	江西医学高等专科学校第四届解剖学绘图大赛 优秀奖	2021 年
31	人体结构	邹　磊	黄　群	2016 级药学 1 班	江西医学高等专科学校第一届解剖学绘图大赛 三等奖	2018 年
32	肝叶、肝段内血管与胆道的分布	史文浩	章语冷	2018 级临床医学（医学影像）2 班	江西医学高等专科学校第二届解剖学绘图大赛 二等奖	2019 年
33	天使与飞蛾	肖文烨	周海燕	2019 级护理 2 班	江西医学高等专科学校第三届解剖学绘图大赛 三等奖	2020 年
34	食物之道	史文浩	段美琴	2020 级临床医学（医学影像）1 班	江西医学高等专科学校第四届解剖学绘图大赛 三等奖	2021 年
35	同呼吸共命运	赵玉芳	邓桂英	2018 级医学影像技术班	全国卫生职业教育解剖学专业研究会第二届"中博杯"解剖绘图比赛 二等奖	2020 年
36	肺之劫	徐杨超	喻晓玭	2016 级医学美容技术	江西医学高等专科学校第一届解剖学绘图大赛 三等奖	2018 年
37	生如夏花	赵玉芳	邓桂英	2018 级医学影像技术班	江西医学高等专科学校第二届解剖学绘图大赛 二等奖	2019 年
38	吸烟有"毒"	吴　坚	柯文茵	2018 级临床医学 1 班	江西医学高等专科学校第二届解剖学绘图大赛 优秀奖	2019 年

序号	作品名称	指导老师	姓名	所在班级	获 奖	获奖时间
39	喉软骨和韧带（外侧面观）	吴 坚	韩嘉莹	2018 级临床医学 1 班	江西医学高等专科学校第二届解剖学绘图大赛 优秀奖	2019 年
40	共生花	陈俊群	胡智姊	2018 级临床医学（医学美容方向）班	江西医学高等专科学校第二届解剖学绘图大赛 特别奖	2019 年
41	衍纸——经上腔静脉起始部横断面	范淑玲	高秦岭	2019 级中药学班	江西医学高等专科学校第三届解剖学绘图大赛 二等奖	2020 年
42	口诀千万条，口罩第一条	肖文烨	朱 琳	2020 级药品生产技术班	江西医学高等专科学校第四届解剖学绘图大赛 二等奖	2021 年
43	林深见鹿，海蓝见鲸	陈俊群	吕思鸣	2020 级临床医学（医学美容）班	江西医学高等专科学校第四届解剖学绘图大赛 优秀奖	2021 年
44	衍纸工艺下的人体清洁工——肾	范淑玲	高秦岭	2019 级中药学班	中国解剖学会"国希望杯"第二届解剖绘图大赛 三等奖	2020 年
45	生命之源	邱 江	王 盼	2018 级临床医学（全科医学）1 班	江西医学高等专科学校第二届解剖学绘图大赛 优秀奖	2019 年
46	呵护肾脏	陈俊群	黄华林	2019 级康复治疗技术班	江西医学高等专科学校第三届解剖学绘图大赛 三等奖	2020 年
47	肾脏	邱 江	方雅楠	2020 级临床医学（全科医学）2 班	江西医学高等专科学校第四届解剖学绘图大赛 优秀奖	2021 年
48	初发育的我们	史文浩	吴 雨	2016 级临床医学（医学影像）班	中国解剖学会科普工作委员会"于泽杯"首届全国医学生解剖绘图大赛 三等奖	2018 年
49	生命的摇篮	肖文烨	林 然	2019 级护理 2 班	全国卫生职业教育解剖学专业研究会第二届"中博杯"解剖绘图比赛 二等奖	2020 年
50	怀孕 40 周——子宫骶韧带	邹 磊	谢苏晗	2015 级高职药学班	江西医学高等专科学校第一届解剖学绘图大赛 三等奖	2018 年
51	临盆	邱 江	孙天行	2017 级临床医学（全科医学）2 班	江西医学高等专科学校第一届解剖学绘图大赛 优秀奖	2018 年

序号	作品名称	指导老师	姓名	所在班级	获奖	获奖时间
52	THE MAMMA	邱江	王国新	2018级临床医学（全科医学）1班	江西医学高等专科学校第二届解剖学绘图大赛 优秀奖	2019年
53	素描——生命	范淑玲	王梦茹	2019级中药学班	江西医学高等专科学校第三届解剖学绘图大赛 二等奖	2020年
54	破土	郭莹叶	饶家铭	2020级临床医学（病理方向）班	江西医学高等专科学校第四届解剖学绘图大赛 一等奖	2021年
55	生命之花	宋晓东	王琦	2020级药学2班	江西医学高等专科学校第四届解剖学绘图大赛 一等奖	2021年
56	生命的诞生	郭莹叶	朱晓宇	2020级临床医学（医学美容）班	江西医学高等专科学校第四届解剖学绘图大赛 一等奖	2021年
57	心心相印	徐杨超	徐琦	2018级医学美容技术班	中国解剖学会科普工作委员会"于泽杯"第二届全国医学生解剖绘图大赛 特等奖	2019年
58	中国结——福由心造	吴坚	刘雨荷	2019级临床医学1班	中国解剖学会"国希望杯"第二届解剖绘图大赛 一等奖	2020年
59	心潮涌动	陈俊群	徐宏凯	2019级临床医学（医学美容）班	全国卫生职业教育解剖学专业研究会第二届"中博杯"解剖绘图比赛 二等奖	2020年
60	头颈部右侧面肌肉血管神经	史文浩	章梦玲	2017级临床医学（医学影像）1班	江西医学高等专科学校第一届解剖学绘图大赛 特别奖	2018年
61	生命树	陈俊群	刘雨晴	2018级临床医学（医学美容）班	江西医学高等专科学校第二届解剖学绘图大赛 一等奖	2019年
62	手的自画像	史文浩	程子炜	2018级临床医学3班	江西医学高等专科学校第二届解剖学绘图大赛 二等奖	2019年
63	排毒工厂	邱江	汪佳敏	2018级临床医学（全科医学）1班	江西医学高等专科学校第二届解剖学绘图大赛 二等奖	2019年
64	撕心裂肺	徐杨超	徐琦	2018级医学美容技术班	江西医学高等专科学校第二届解剖学绘图大赛 三等奖	2019年

序号	作品名称	指导老师	姓名	所在班级	获奖	获奖时间
65	生命之树	陈俊群	胡智姊	2018 级临床医学（医学美容）班	江西医学高等专科学校第二届解剖学绘图大赛 优秀奖	2019 年
66	美丽生命	赵玉芳	吴 兴	2018 级医学影像技术班	江西医学高等专科学校第二届解剖学绘图大赛 二等奖	2019 年
67	心花怒放	邱 江	胡 馨	2018 级临床医学（全科医学）2 班	江西医学高等专科学校第二届解剖学绘图大赛 优秀奖	2019 年
68	心上人	宋晓东	钟丽婷	2019 级药学 1 班	江西医学高等专科学校第二届解剖学绘图大赛 优秀奖	2019 年
69	医者仁心	吴 坚	柯文茵	2018 级临床医学 1 班	江西医学高等专科学校第二届解剖学绘图大赛 优秀奖	2019 年
70	银花逐笑靥而同心	史文浩	程子炜	2018 级临床医学 3 班	江西医学高等专科学校第二届解剖学绘图大赛 特别奖	2019 年
71	善恶两对半	肖文烨	盛叶子	2018 级药学 1 班	江西医学高等专科学校第二届解剖学绘图大赛 特别奖	2019 年
72	剪纸心脏	赵玉芳	王雅倩	2019 级医学检验技术 1 班	江西医学高等专科学校第三届解剖学绘图大赛 一等奖	2020 年
73	心肝宝贝	邱 江	范小莹	2019 级临床医学（全科医学）1 班	江西医学高等专科学校第三届解剖学绘图大赛 优秀奖	2020 年
74	头颈部动脉	陈俊群	王喆涵	2019 级康复治疗技术班	江西医学高等专科学校第三届解剖学绘图大赛 优秀奖	2020 年
75	炙热的心	高 续	谢 妍	2019 级护理 5 班	江西医学高等专科学校第三届解剖学绘图大赛 优秀奖	2020 年
76	生命——头部血管分布图	史文浩	刘梦涵	2019 级临床医学（医学影像）1 班	江西医学高等专科学校第三届解剖学绘图大赛 特别奖	2020 年
77	小腿的静脉回流	史文浩	谢活生	2020 级临床医学（医学影像）2 班	江西医学高等专科学校第四届解剖学绘图大赛 二等奖	2021 年

序号	作品名称	指导老师	姓名	所在班级	获奖	获奖时间
78	心思细腻	宋晓东	索思思	2020级药学2班	江西医学高等专科学校第四届解剖学绘图大赛 三等奖	2021年
79	心的位置	史文浩	叶森鑫	2020级临床医学（医学影像）1班	江西医学高等专科学校第四届解剖学绘图大赛 三等奖	2021年
80	心壁结构	范淑玲	钟丽萍	2020级护理4班	江西医学高等专科学校第四届解剖学绘图大赛 三等奖	2021年
81	心"机"	赵玉芳	徐依琳	2020级助产班	江西医学高等专科学校第四届解剖学绘图大赛 优秀奖	2021年
82	蜗螺旋管(骨蜗管)	史文浩	章梦玲	2017级临床医学（医学影像）1班	中国解剖学会科普工作委员会"于泽杯"首届全国医学生解剖绘图大赛 二等奖	2018年
83	重睑术	徐杨超	茅卢瑶	2017级临床医学（医学美容）班	江西医学高等专科学校第一届解剖学绘图大赛 二等奖	2018年
84	眼球的血管神经分布模式	史文浩	章梦玲	2017级临床医学（医学影像）1班	江西医学高等专科学校第一届解剖学绘图大赛 特别奖	2018年
85	眼中的绿色世界	陈俊群	刘雨晴	2018级临床医学（医学美容）班	江西医学高等专科学校第二届解剖学绘图大赛 特别奖	2019年
86	有声世界	陈俊群	廖闰平	2019级康复治疗技术班	江西医学高等专科学校第三届解剖学绘图大赛 优秀奖	2020年
87	听	赵玉芳	陈佳佳	2020级助产班	江西医学高等专科学校第四届解剖学绘图大赛 三等奖	2021年
88	感知自然	史文浩	郑湘琳	2019级临床医学2班	全国卫生职业教育解剖学专业研究会第二届"中博杯"解剖绘图比赛一等奖	2020年
89	大脑的内侧面观	吴坚	陈旭	2017级临床医学2班	江西医学高等专科学校第一届解剖学绘图大赛 三等奖	2018年
90	断层内的魔鬼	史文浩	钟露露	2016级临床医学（医学影像）2班	江西医学高等专科学校第一届解剖学绘图大赛 三等奖	2018年

序号	作品名称	指导老师	姓名	所在班级	获奖	获奖时间
91	人有两件宝 双手和大脑	徐杨超	郭咪咪	2018 级医学美容技术班	江西医学高等专科学校第二届解剖学绘图大赛 二等奖	2019 年
92	三叉神经（外侧面）	徐杨超	房亚琪	2018 级医学检验技术班	江西医学高等专科学校第二届解剖学绘图大赛 三等奖	2019 年
93	雕刻的脑	宋晓东	刘庭伟	2019 级药学 1 班	江西医学高等专科学校第三届解剖学绘图大赛 二等奖	2020 年
94	神奇的大脑	陈俊群	廖闰平	2019 级康复治疗技术班	江西医学高等专科学校第三届解剖学绘图大赛 优秀奖	2020 年
95	智慧之脑	宋晓东	刘庭伟	2019 级药学 1 班	江西医学高等专科学校第三届解剖学绘图大赛 特别奖	2020 年
96	大脑半球的上外侧面	邱 江	尹章雅	2020 级医学检验技术 1 班	江西医学高等专科学校第四届解剖学绘图大赛 优秀奖	2021 年
97	女神维纳斯	肖文烨	林 然	2019 级护理 2 班	江西医学高等专科学校第三届解剖学绘图大赛 优秀奖	2020 年